全国中医药行业高等教育"十三五"创新教材

人体解剖学实验教程

（第2版）

（供医学类、药学类各专业用）

主　编　李新华（湖南中医药大学）
　　　　邵水金（上海中医药大学）

中国中医药出版社
·北　京·

图书在版编目（CIP）数据

人体解剖学实验教程 / 李新华，邵水金主编 . —北京：中国中医药出版社，2019.8（2022.4 重印）

全国中医药行业高等教育"十三五"创新教材

ISBN 978 - 7 - 5132 - 5606 - 3

Ⅰ . ①人… Ⅱ . ①李… ②邵… Ⅲ . ①人体解剖学—实验—高等学校—教材

Ⅳ . ① R322-33

中国版本图书馆 CIP 数据核字（2019）第 109505 号

中国中医药出版社出版

北京经济技术开发区科创十三街 31 号院二区 8 号楼

邮政编码 100176

传真 010-64405721

河北品睿印刷有限公司印刷

各地新华书店经销

开本 787×1092 1/16 印张 10 字数 243 千字

2019 年 8 月第 2 版 2022 年 4 月第 5 次印刷

书号 ISBN 978 - 7 - 5132 - 5606 - 3

定价 38.00 元

网址 www.cptcm.com

服 务 热 线 010-64405510

购 书 热 线 010-89535836

维 权 打 假 010-64405753

微信服务号 zgzyycbs

微商城网址 https://kdt.im/LIdUGr

官 方 微 博 http://e.weibo.com/cptcm

天猫旗舰店网址 https://zgzyycbs.tmall.com

如有印装质量问题请与本社出版部联系（010-64405510）

全国中医药行业高等教育"十三五"创新教材

《人体解剖学实验教程》编委会

编写说明

人体解剖学是研究正常人体形态结构的科学，是重要的医学基础和主干课程。理解和掌握人体的正常形态结构的基本知识，旨在为学习其他基础医学和临床医学课程奠定必要的形态学基础。

人体解剖学是一门实践性非常强的课程。一方面医学生在后续临床医学课程学习阶段和进行临床实践都要求必须熟悉人体解剖结构；另一方面解剖学理论教学和实验教学相辅相成，实验教学十分重要。只有通过理论与实践相结合，深入细致地观察人体标本和人体解剖教学模型，加上活体的触摸，才能强化学生对形态知识的理解和掌握，记忆也更牢固。

2012 年，我们结合多年的教学实践组织编写了《人体解剖学实验教程》。教程出版后，受到师生的广泛好评，多次重印。为了适应解剖学教学的需求，我们组织了全国十余所院校教师编写了《人体解剖学实验教程》（第 2 版）。此次编写在保留上一版教程核心内容的基础上进行知识更新，并进行了必要的删减。教程分为正常人体解剖学、解剖生理学（解剖部分）、局部解剖学、人体断层解剖学四篇，包括 40 个实验项目。每个实验都详细介绍了实验目的、实验教具、注意事项、实验步骤与内容等几个部分。同时，结合教学内容，我们在每个实验后编写了实验测试和复习思考，帮助学生巩固所学知识，以期培养学生分析问题、解决问题的能力。

本实验教程适用于医学类、药学类各专业教学使用，亦可作为实验教师备课、实验准备和带教的参考书。

教材永远是在使用中不断完善的。在本教程编写过程中，全体编委本着认真负责的态度，力求精益求精，并在实验项目内容上有所创新，但错误和欠妥之处在所难免，恳请使用教材的广大师生和读者提出宝贵建议，以便日后修订完善。

《人体解剖学实验教程》编委会

2019 年 6 月

目 录

注：标注 * 为综合性实验项目。

第一篇　正常人体解剖学 ▷▷▷▷

正常人体解剖学是按人体功能系统阐述人体各器官形态结构的一门课程。理解和掌握人体各系统器官的正常形态结构的知识，将为学习其他基础医学和临床医学课程奠定扎实的形态学基础。

正常人体解剖学是一门实践性非常强的课程，实验教学是十分重要的教学环节。只有通过理论与实践相结合，认真观察人体标本和模型，才能使学生正确地认识和掌握正常人体各系统和器官的形态结构。

本篇以全国高等医药院校《正常人体解剖学》（西医院校一般称为《系统解剖学》）教学大纲为依据，共安排了 16 个实验，其中 3 个为综合性实验。每个实验项目列出了实验目的、实验教具、注意事项、实验步骤与内容和实验测试，并附有复习思考，便于学生课后检查自己的学习情况，进一步巩固已学知识。

本教程实验观察内容多，由于各校所承担的教学任务、授课对象及学时数等不同，因而在使用本教程中，可灵活调整实验次数和实验内容，以确保教学计划的完成。

实验一　骨　学

【实验目的】

1.掌握　人体全身及各部位骨的数目、骨的构造；躯干骨的名称、数目、位置及各骨的主要形态结构；上肢骨的名称、数目、位置；肩胛骨、锁骨、肱骨、桡骨及尺骨的形态和主要结构；下肢骨的名称、数目、位置；髋骨、股骨、胫骨、腓骨的形态和主要结构；颅骨的名称、数目及重要的孔裂和结构，鼻旁窦的名称、位置及开口；重要的骨性标志。

2.熟悉　手骨、足骨的组成、名称、位置和排列，颅骨整体观及颅底内面观的主要孔、裂，新生儿颅骨的特征。

【实验教具】

1.完整骨架；示骨松质、骨密质的长骨骨干纵切面标本；示骨膜、骨髓腔、骨髓的湿标本；煅烧骨和脱钙骨；长、短、扁和不规则骨；胸骨、肋骨、骶骨和游离椎骨（包括一般颈椎、寰椎、枢椎、隆椎、胸椎和腰椎）；串连椎骨标本；全套四肢骨，小儿髋骨；完整颅骨，分离颅骨，颅盖，颅底，颅矢状切面，颅冠状切面和婴儿颅标本。

2.放大彩色颅和筛骨、颞骨、蝶骨模型；鼻腔外侧壁模型。

3.成人手骨、足骨的 X 线照片，骨学图片和视频。

【注意事项】

1. 观察标本时，应参照教材插图，把标本放在解剖位置，分清其上、下、前、后、左、右、内侧、外侧各方位，遇有疑难问题，可对照完整骨架解决。

2. 观察骨膜时应用镊子轻轻夹起，不要夹损或撕脱，观察煅烧骨应轻拿轻放。

3. 颅骨某些部位骨质薄而易碎，观察时要拿稳轻放。观察分离颅骨时，应随时对比完整颅骨，以便了解分离颅骨及其重要结构在完整颅上的位置。

4. X 线片示教，大致了解即可。

【实验步骤与内容】

一、总论

躯干骨（椎骨、胸骨及肋）	51 块
颅骨（包括 3 对听小骨）	29 块
上肢骨	64 块
下肢骨	62 块
共计	206 块

（一）骨的形态

1. **长骨** 呈长管状，分布于四肢，有一体两端。体又称**骨干**，围成骨髓腔，两端膨大称**骺**，游离面有一光滑的关节面。

2. **短骨** 形似立方形，多成群分布于连结牢固且较灵活的部位，如腕骨和跗骨。

3. **扁骨** 呈板状，主要构成颅腔、胸腔和盆腔的壁，如颅盖骨和肋骨。

4. **不规则骨** 形态不规则，如椎骨。

（二）骨的构造

1. 骨密质、骨松质、骨膜和骨髓腔的观察 取一湿的长骨标本，可见在骨的外表覆有一层纤维性膜，即为**骨膜**。再取一长骨纵切面标本和新鲜猪骨观察，在骨干中央有一空腔称骨髓腔，观察其腔内的**黄骨髓**。骨干周围及两端骺外层的骨质，质地致密称**骨密质**；长骨骺内部的骨质结构疏松，呈海绵状，为**骨松质**，其内为**红骨髓**。

2. X 线片（示教）

（1）在 X 线片上按上述部位，可观察到骨密质、骨松质和骨髓腔。

（2）在小儿胫骨的上端（或下端），可见到不显影的带状或线状部分，称骺软骨；与成人胫骨对照，可见在成人胫骨的上端（或下端）有一均匀一致的白线，称骺线。

3. 骨的理化特性

（1）煅烧骨（去掉有机质）：虽形状不变，但脆而易碎。取煅烧骨一段，用手轻压，观察其结果。

（2）脱钙骨（去掉无机质）：取一用稀盐酸浸泡过的骨，仍具有骨的原形，但柔软而有弹性，可打"结"。

（3）再取未经处理的骨，与上述两者比较，观察其物理特性，并说明理由。

二、躯干骨

椎骨 26 块 （颈椎 7 块、胸椎 12 块、腰椎 5 块、骶骨 1 块、尾骨 1 块）
胸骨 1 块
肋 24 块（12 对）
共计 51 块

（一）椎骨

1. 椎骨的一般形态 取胸椎标本观察。

椎骨一般由椎体、椎弓构成。**椎体**在椎骨前份，呈短圆柱状，**椎弓**为椎体后方呈弓形的骨板，椎体与椎弓围成**椎孔**。全部椎孔贯通，构成容纳脊髓和脊神经根的**椎管**。椎弓与椎体相连接的部分较细，称**椎弓根**。两侧椎弓根向后内扩展变宽，称**椎弓板**。椎弓根的上、下缘各有一切迹，相邻椎骨的上、下切迹共同围成**椎间孔**，内有脊神经和血管通过。椎弓上伸出 7 个突起，即向两侧伸出一对**横突**，向上伸出一对**上关节突**，向下伸出一对**下关节突**，向后伸出单一**棘突**。

2. 各部椎骨的特点

（1）**颈椎** 共有 7 个，其中第 1、2、7 颈椎的形态特殊。

一般颈椎的特点：椎体较小，椎孔较大，呈三角形，横突上有孔，称**横突孔**，内有椎动、静脉通过。第 2～6 颈椎的棘突较短，末端分叉。

特殊颈椎的特点如下。

①第 1 颈椎：又名**寰椎**，呈环形，无椎体、棘突和关节突，由前弓、后弓和两侧的侧块构成。侧块上、下有关节面分别与枕髁和第 2 颈椎相关节，前弓的后面有齿突凹，与枢椎的齿突相关节。

②第 2 颈椎：又名**枢椎**，特点是椎体向上伸出齿突，与寰椎的齿突凹相关节。

③第 7 颈椎：又名**隆椎**，棘突特别长，末端不分叉，体表容易摸认，是临床计数椎骨序数和针灸取穴的标志。

（2）**胸椎** 共 12 个，其主要特点是椎体两侧和横突上有与肋骨相关节的肋凹。棘突较长，斜向后下，彼此掩盖，呈叠瓦状。

（3）**腰椎** 共 5 个，特点为椎体粗大，棘突短宽，呈板状，水平伸向后方，故相邻棘突之间的间隙较大，临床上可在此处做腰椎穿刺术。

（4）**骶骨** 成人骶骨由 5 块骶椎融合而成，故有些结构与椎骨相似，有的则是椎骨愈合后的遗迹。

骶骨呈三角形，底向上，尖向下，前面光滑微凹，上缘中份向前隆凸，称**岬**。中部有 4 条横线，是椎体融合的痕迹。横线两端有 4 对骶前孔。背面隆凸粗糙，有 4 对骶后孔。骶前、后孔均与骶管相通，分别有骶神经前后支和血管通过。骶管上连椎管，下端的开口称**骶管裂孔**，裂孔两侧有向下突出的**骶角**，骶管麻醉常以此作为标志。骶骨两侧的上份有耳状面与髂骨的耳状面构成骶髂关节。

（5）**尾骨** 一般由 4 块退化的尾椎融合而成。上接骶骨，下端游离为**尾骨尖**。

（二）胸骨

胸骨位于胸前壁正中，上宽下窄，属于扁骨。自上而下分为**胸骨柄、胸骨体和剑突**3部分。胸骨柄上缘有3个切迹，正中称**颈静脉切迹**，两侧有锁切迹，与锁骨相接。胸骨中部近似长方形，称**胸骨体**。体与柄连接处微向前突，称**胸骨角**，可在体表扪及，两侧平对第2肋，是计数肋骨的重要标志。胸骨角向后平对第4胸椎体下缘。胸骨体下端为一形状不定的薄骨片，称**剑突**。

（三）肋

肋由**肋骨和肋软骨**构成，共12对。现只观察肋骨。除第1肋以外，其余各肋形态大致相同。肋骨为细而长的弓状扁骨，分为中部的体和前、后两端。前端稍宽，与肋软骨相接。后端膨大，称**肋头**，有关节面与胸椎的椎体肋凹相关节。肋头外侧的狭细部分称**肋颈**，肋颈外侧的粗糙突起，称**肋结节**，有关节面与相应胸椎的横突肋凹相关节。肋体分内、外两面及上、下两缘。在内面近下缘处有一浅沟称**肋沟**，有肋间神经、血管经过。肋体的后份弯曲度更为明显，称**肋角**。

三、上肢骨

上肢带骨　　锁骨1块×2，肩胛骨1块×2
自由上肢骨　肱骨1块×2，尺骨1块×2，桡骨1块×2，手骨（腕骨8块×2、
　　　　　　掌骨5块×2、指骨14块×2）
共计　　　　32块×2

（一）上肢带骨

1. **锁骨**　位于胸廓前上方，呈"~"形，内侧端粗大，称**胸骨端**，与胸骨柄相关节；外侧端扁平，称**肩峰端**，与肩峰相关节。锁骨对固定上肢、支撑肩胛骨、便于上肢灵活运动起重要作用。其全长均可在体表摸到，是重要的体表标志。

2. **肩胛骨**　为三角形扁骨，位于胸廓后外侧的上份，介于第2～7肋之间，可分为三缘、三角和两面。上缘的外侧部有一弯曲的指状突起，称**喙突**。内侧缘较薄，靠近脊柱，又称**脊柱缘**；外侧缘稍肥厚，邻近腋窝，又称**腋缘**。上角在内上方，平对第2肋；下角平第7肋水平，体表易于摸到，为计数肋的标志。外侧角最肥厚，有朝向外面的关节面，称**关节盂**，与肱骨头相关节。前面与胸廓相对，为一大的浅窝，称**肩胛下窝**。后面被一向前外上突出的骨嵴**肩胛冈**，分为**冈上窝和冈下窝**。肩胛冈向外侧延伸的扁平突起称**肩峰**，是肩部的最高点。

（二）自由上肢骨

1. **肱骨**　位于臂部，是典型的长骨，可分为一体两端。

上端有呈半球形的肱骨头，与肩胛骨的关节盂相关节。头周围的环形浅沟，称**解剖颈**。颈的外侧和前下方有隆起的**大结节和小结节**。大、小结节之间有**结节间沟**。上端与体交界处稍细，为**外科颈**。

肱骨体中份外侧面有一粗糙隆起，称**三角肌粗隆**，为三角肌附着处。体的后面有由

内上斜向外下呈螺旋状的浅沟，称**桡神经沟**，内有同名神经经过。肱骨中部骨折可能伤及桡神经。

肱骨下端外侧有一半球形的**肱骨小头**，与桡骨头上面的关节面构成关节。内侧部为形如滑车状的**肱骨滑车**，与尺骨滑车切迹构成关节。滑车的后上方有一深窝，称**鹰嘴窝**。小头的外侧和滑车内侧各有一突起，分别称为**外上髁**和**内上髁**。内上髁的后下方有**尺神经沟**，内上髁骨折或肘关节脱位时，有可能伤及沟内的尺神经。

2. **桡骨** 位于前臂的外侧，分一体两端。上端稍膨大称**桡骨头**，上面的关节凹与肱骨小头形成肱桡关节。头的周围为**环状关节面**，与尺骨桡切迹形成桡尺近侧关节。头下方稍细，称**桡骨颈**，颈的内下侧有突起的**桡骨粗隆**。桡骨下端粗大，外侧有突向下的锥形突起，称**桡骨茎突**，为骨性标志。下端的内侧面有与尺骨相关节的**尺切迹**，下面有**腕关节面**与腕骨形成腕关节。

3. **尺骨** 位于前臂的内侧，分一体两端。上端的前面有一大的凹陷关节面，称**滑车切迹**（半月切迹），与肱骨滑车相关节，滑车切迹的上、下方各有一突起，上方大者称**鹰嘴**，下方小者为**冠突**。冠突的外侧面有**桡切迹**，与桡骨头相关节。尺骨下端称**尺骨头**，其后内侧向下的突起称**尺骨茎突**。

4. **手骨** 分为腕骨、掌骨和指骨（用串连的手骨标本并结合手部 X 线片观察）。

（1）**腕骨** 由 8 块小的短骨组成，它们排列成远侧、近侧两列，每列 4 块。由桡侧向尺侧，近侧列依次为**手舟骨、月骨、三角骨和豌豆骨**；远侧列为**大多角骨、小多角骨、头状骨和钩骨**。手舟骨、月骨和三角骨近端共同形成一椭圆形的关节面，与桡骨的腕关节面及尺骨下端的关节盘构成桡腕关节。所有腕骨在掌面形成一凹陷的腕骨沟。

（2）**掌骨** 5 块，由桡侧向尺侧，依次称第 1 ~ 5 掌骨。掌骨分一体、两端，近侧端名**底**，远侧端称**头**，底与头之间部分为**体**。

（3）**指骨** 14 块。拇指 2 节，其余各指 3 节。

四、下肢骨

下肢带骨　　　髋骨 1 块 ×2

自由下肢骨　　股骨 1 块 ×2，髌骨 1 块 ×2，胫骨 1 块 ×2，腓骨 1 块 ×2，足骨（跗骨 7 块 ×2、跖骨 5 块 ×2、趾骨 14 块 ×2）

共计　　　　　31 块 ×2

（一）下肢带骨

髋骨属于不规则骨，幼年时的髋骨由髂骨、耻骨和坐骨借软骨连接而成（可在小儿髋骨标本上观察），16 岁左右软骨骨化，融合成一骨。在融合部位的外侧面有一深窝，称**髋臼**。坐、耻骨之间围成**闭孔**。

1. **髂骨** 构成髋骨的后上部，分为肥厚的髂骨体和扁阔的髂骨翼。翼的上缘肥厚，称**髂嵴**。髂嵴的前、中 1/3 交界处向外侧突出，称**髂结节**，为一重要的骨性标志，临床常在此进行骨髓穿刺抽取红骨髓检查其造血功能。两侧髂嵴最高点的连线，约平第 4 腰椎棘突，是临床确定椎骨序数的方法之一。髂嵴前端为**髂前上棘**，后端为**髂后上棘**。在髂前、后上棘的下方各有一突起，分别为**髂前下棘**和**髂后下棘**。髂骨的内面光滑凹陷，称**髂窝**。髂窝的下界有圆钝的骨嵴，称**弓状线**，窝的后部骨面粗糙不平，有一耳状关节面，称**耳状面**，与骶骨的耳状面相关节。

2. 坐骨   构成髋骨的后下部，分**坐骨体**和**坐骨支**。体后缘有一尖锐的突起，称**坐骨棘**，棘下方为**坐骨小切迹**。坐骨棘与髂后下棘之间为**坐骨大切迹**。坐骨体下后部延伸为较细的坐骨支，其末端与耻骨下支结合。体与支移行处的后部是肥厚而粗糙的**坐骨结节**，为坐骨的最低点，体表可触及。

3. 耻骨   构成髋骨的前下部，分为体和上、下支。耻骨体和髂骨体结合处骨面粗糙隆起，称**髂耻隆起**。自体向前延伸出**耻骨上支**，其末端急转向下，成为**耻骨下支**。耻骨上支的上缘锐薄，称**耻骨梳**。耻骨梳向前终于**耻骨结节**。耻骨上下支相互移行处内侧的椭圆形粗糙面，称**耻骨联合面**。

（二）自由下肢骨

1. 股骨   上端有球形的**股骨头**，与髋臼相关节，头的外下方较细部分为**股骨颈**，体与颈交界处有 2 个隆起，上外侧为**大转子**（手掌贴在股上部的外侧，并旋转下肢，可以感受到大转子转动），下内侧较小的为**小转子**。大、小转子之间，在后方有隆起的**转子间嵴**，在前面以**转子间线**相连。股骨体后面有纵行的骨嵴，称**粗线**，此线上端分叉，向外上延伸为**臀肌粗隆**。股骨下端有两个向下后的膨大，分别称**内侧髁**和**外侧髁**。两髁侧面突起处，分别为**内上髁**和**外上髁**。

2. 髌骨   位于股骨下端的前面，股四头肌腱内，上宽下尖，前面粗糙，后面为光滑的关节面，与股骨髌面形成关节。髌骨可在体表摸到。

3. 胫骨   位于小腿内侧，对支持体重起重要作用，故较粗壮，分一体两端。上端膨大，向两侧突出，形成**内侧髁**和**外侧髁**。两髁之间有向上的隆起，称**髁间隆起**，为前后交叉韧带的附着处。上端与体移行处的前面有粗糙的隆起，称**胫骨粗隆**，是股四头肌腱的附着处。胫骨体呈三棱柱形，其前缘和内侧面在体表可摸到；下端内侧向下突出称**内踝**。

4. 腓骨   位于小腿外侧，细而长，上端略膨大称**腓骨头**，头下方变细称**腓骨颈**，下端膨大称**外踝**。腓骨头浅居皮下，是重要的骨性标志。

5. 足骨   可分为跗骨、跖骨及趾骨（用串连的足骨标本并结合足部 X 线片进行观察）。

（1）**跗骨**   共 7 块，排成前、中、后 3 列，后列为**跟骨**和**距骨**，跟骨后部粗糙隆起，称**跟骨结节**。距骨上面有前宽后窄的距骨滑车，与胫、腓骨下端相关节。中列为**足舟骨**。前列为**内侧楔骨**、**中间楔骨**、**外侧楔骨**和**骰骨**。

（2）**跖骨**   共 5 块，由内侧向外侧依次为第 1 ~ 5 跖骨。其后端为底，中间为体，前端为头。

（3）**趾骨**   有 14 块，除踇趾仅 2 节以外，其余各趾为 3 节。

五、颅骨

颅骨共 23 块（不包括 6 块听小骨）。

脑颅骨（8 块）｛成对 顶骨和颞骨
　　　　　　｛不成对 额骨、枕骨、筛骨和蝶骨

面颅骨（15 块）｛成对 鼻骨、泪骨、上颌骨、颧骨、腭骨、下鼻甲
　　　　　　　｛不成对 犁骨、下颌骨和舌骨

（一）脑颅骨

脑颅骨共 8 块，位于颅的后上部，围成颅腔，容纳脑。

1. **额骨** 1 块，位于颅的前上部。

2. **顶骨** 2 块，位于颅盖部中线两侧，介于额骨与枕骨之间。

3. **枕骨** 1 块，位于颅的后下部。

4. **颞骨** 2 块，位于颅的两侧，参与颅底和颅腔侧壁的构成。其中参与颅底构成的部分，称**颞骨岩部**，其内含有前庭蜗器。

5. **蝶骨** 1 块，位于颅底中部，枕骨的前方，形似蝴蝶。

6. **筛骨** 1 块，位于颅底，在蝶骨的前方及左右两眶之间。通过放大的筛骨模型观察，筛骨额状切面呈"巾"字型，分为 3 部分：①**筛板**：呈水平位，构成鼻腔的顶，板上有许多小孔，称**筛孔**。②**垂直板**：居正中矢状位，构成骨性鼻中隔的上部。③**筛骨迷路**：位于垂直板的两侧，内含筛窦；迷路内侧壁上有 2 个卷曲的小骨片，即**上鼻甲**和**中鼻甲**。

（二）面颅骨

面颅骨共 15 块，位于颅的前下部，构成眶、鼻腔、口腔和面部的骨性支架。

1. **上颌骨** 2 块，位于面颅的中央，内有大的含气腔，称**上颌窦**。

2. **鼻骨** 2 块，居两眶之间，构成鼻背。

3. **颧骨** 2 块，位于上颌骨的外上方。

4. **泪骨** 2 块，为一小而薄的骨片，构成眶内侧壁的前部。

5. **腭骨** 2 块，位于上颌骨的后方。

6. **下鼻甲** 2 块，为附于鼻腔外侧壁的一对卷曲薄骨片。

7. **犁骨** 1 块，为垂直位斜方形骨板，构成骨性鼻中隔的后下部。

8. **下颌骨** 1 块，位于面部的前下部，可分为 1 体 2 支。**下颌体**居中央，呈马蹄形，上缘有容纳下牙根的牙槽。体的前外侧面有**颏孔**。**下颌支**是由体向后方伸出的方形骨板，其上缘有 2 个突起，前为**冠突**，后为**髁突**。髁突上端膨大，称**下颌头**，与下颌窝相关节。下颌支后缘与下颌体相交处，称**下颌角**。下颌支内面中央有**下颌孔**。

9. **舌骨** 1 块，呈"U"形，分离独立（借肌肉和韧带与颅相连），位于下颌骨的下后方。

（三）颅的整体观

1. **颅盖** 取完整颅骨从上方观察，可看到额骨与顶骨之间有横行的**冠状缝**，左右两顶骨之间有**矢状缝**，顶骨与枕骨之间有似呈"人"字形的**人字缝**。

新生儿颅观察，可见颅顶各骨之间的间隙较大，有结缔组织膜填充，称**囟**。其中最大的囟为**前囟**（额囟），呈菱形，位于冠状缝与矢状缝会合部。在矢状缝和人字缝相交处，有三角形的**后囟**（枕囟）。

2. **颅底**

（1）**颅底内面观** 取颅底骨标本，可见颅底内面高低不平，由前向后呈阶梯状排列着 3 个凹陷，分别称颅前窝、颅中窝和颅后窝。窝内有许多孔、裂，它们大都与颅外相通，故观察时，应查看它们在颅外的位置。

①**颅前窝**：由额骨、筛骨和蝶骨构成，窝中央低凹部分是筛骨的筛板，板上有许多筛孔，有嗅丝通过。

②**颅中窝**：主要由蝶骨和筛骨构成。中央是蝶骨体，体上面有容纳垂体的**垂体窝**。窝前两侧有**视神经管**，管外侧有**眶上裂**，它们都通入眶腔。蝶骨体两侧，自前向后依次为**圆孔**、**卵圆孔**和**棘孔**。自棘孔有**脑膜中动脉沟**行向外上。

③**颅后窝**：主要由枕骨和颞骨岩部构成。窝内有**枕骨大孔**，孔前方有**斜坡**。孔的前外缘上方有**舌下神经管**。孔的后上方有**枕内隆凸**，隆凸两侧有横行的**横窦沟**，横窦沟折向前下续为**乙状窦沟**，末端终于**颈静脉孔**。在颞骨岩部的后面有**内耳门**，由此通入**内耳道**。

（2）颅底外面观　后部中央有枕骨大孔，孔的后上方有**枕外隆凸**，孔两侧有椭圆形关节面为**枕髁**。髁的前外侧有**颈静脉孔**，其前方的圆形孔为**颈动脉管外口**。颈动脉管外口的后外侧有细长的**茎突**，其后外方为颞骨的**乳突**。茎突与乳突之间有**茎乳孔**。茎乳孔前方的凹陷为**下颌窝**，与下颌头相关节。下颌窝前方的横行隆起称**关节结节**。前部有牙槽和硬腭的骨板，向后可见被犁骨分成左右两半的**鼻后孔**。

（3）颅前面观　主要为两眶和骨性鼻腔等。

①**眶**：呈圆锥形，可分为一尖、一底和四壁，容纳眼球及附属结构。尖向后内，有视神经管通颅腔。底为**眶口**，朝向前下，略呈四边形，眶口的上、下缘分别称**眶上缘**和**眶下缘**。眶上缘上可见**眶上孔**（或**眶上切迹**），在眶下缘中份下方有**眶下孔**。眶上壁为颅前窝的底；眶内侧壁邻鼻腔和筛窦，近前缘处有**泪囊窝**，向下续为**鼻泪管**，通入鼻腔。试用探针从泪囊窝经鼻泪管，可通过鼻腔下鼻道；眶下壁为上颌窦的顶；外侧壁与上、下壁交界处后份各有**眶上裂**和**眶下裂**，内有血管、神经通过。

②**骨性鼻腔**：位于面颅中央，由犁骨和筛骨垂直板构成的骨性鼻中隔，将其分为左右两半。在正中矢状切面颅骨标本或鼻腔外侧面模型上观察，可见外侧壁上有3个向下卷曲的骨片，分别**上鼻甲**、**中鼻甲**、**下鼻甲**。上鼻甲后上方与蝶骨之间的间隙，称**蝶筛隐窝**。

③**鼻旁窦**：共4对，为额骨、上颌骨、筛骨和蝶骨内的含气骨腔，位于鼻腔周围并开口于鼻腔。**额窦**位于额骨内，开口于中鼻道；**上颌窦**最大，位于上颌骨内，开口于中鼻道，其窦口高于窦底，故直立时不易引流；**筛窦**位于筛骨迷路内，由许多不规则的小房组成，可分为前、中、后3群，其中前、中群开口于中鼻道，后群开口于上鼻道；**蝶窦**位于蝶骨体内，开口于上鼻甲后上方的蝶筛隐窝。

（4）颅侧面观　通过完整颅骨侧面观察，可见中部有一骨性孔为**外耳门**，外耳门后方是**乳突**，前方为**颧弓**。颧弓上方的凹陷为**颞窝**。在颞窝区内，额、顶、蝶、颞四骨交会处称**翼点**，此处骨质薄弱。

【实验测试】

测试考核要点：椎孔、椎间孔、寰椎、枢椎、胸椎、腰椎、骶前孔、骶后孔、骶管裂孔、骶角、胸骨角、肋沟、肩峰、肩胛冈、桡神经沟、鹰嘴窝、鹰嘴、桡骨粗隆、桡骨茎突、尺骨头，髋臼、坐骨结节、耻骨联合面、胫骨粗隆、内外踝，翼点、筛、视神经管、眶上裂、圆孔、卵圆孔、棘孔、内耳门、颈静脉孔、舌下神经管、垂体窝、横窦沟、乙状窦沟、下颌窝、关节结节、额窦、上颌窦、筛窦、乙状窦、蝶窦。

【复习思考】

1. 什么是胸骨角？有何意义？
2. 试述骨的构造。
3. 试述成人椎骨的数目与各部椎骨的主要特征。
4. 试述第 1、2、7 颈椎的主要特征。
5. 颅底内面观能见到哪些重要的孔、裂、沟？

实验二　关节学

【实验目的】

1. 掌握　脊柱的组成和椎骨间的连结，肩关节、肘关节、腕关节、髋关节、膝关节、距小腿关节及颞下颌关节的组成和结构特点。
2. 熟悉　脊柱的生理弯曲、胸廓的构成，骨盆的组成、分部，手关节、足关节的组成。

【实验教具】

1. 脊柱和椎骨间连结标本（示椎间盘、棘间韧带、棘上韧带、黄韧带、前纵韧带、后纵韧带）；肩关节、肘关节、桡腕关节、髋关节、膝关节、距小腿关节、颞下颌关节的标本（打开和未打开关节囊的两种关节）；前臂骨连结标本（示前臂骨间膜）。
2. 躯干骨、四肢骨、颅骨和完整骨架标本，骨盆的标本、模型。
3. 手、足 X 线片，骨连结图片及视频。

【注意事项】

第一次接触湿标本，在实验时要克服怕"脏"的思想，大胆接触标本。

【实验步骤与内容】

一、躯干骨的连结

（一）椎骨间的连结

1. 椎体间的连结　椎体之间借椎间盘及前、后纵韧带相连。取椎骨连结湿标本观察，可见椎体之间稍膨大，此即连结相邻椎体的**椎间盘**。在椎间盘横断的标本上观察，可见椎间盘中央部为白色而质较软的**髓核**，周围部为多层以同心圆排列的**纤维环**。颈腰部椎间盘前厚后薄，而胸部椎间盘则相反。同时，注意观察椎间孔的位置。在椎体和椎间盘的前面有上下纵行的**前纵韧带**。从去椎弓标本上观察，可见椎体和椎间盘的后面有纵行的**后纵韧带**。

2. 椎弓间的连结　包括椎弓板、棘突、横突间的韧带连结和上、下关节突之间的关节连结。取经正中线纵剖的脊柱标本观察，可见连于棘突尖端纵行的**棘上韧带**，连于两棘突之间较短的**棘间韧带**。连于相邻两椎弓板之间的为**黄韧带**（弓间韧带）。

（二）脊柱

在完整骨架上观察，可见脊柱位于背部正中，构成人体的中轴。脊柱由 24 块分离椎骨、1 块骶骨和 1 块尾骨及其连结组成。从侧面观察，脊柱呈 "S" 形，有颈、胸、腰、骶曲 4 个生理弯曲。其中**颈曲**、**腰曲**凸向前，**胸曲**、**骶曲**凸向后。从后面观察，脊柱在后正中线上有棘突。颈椎棘突较短，近水平位；胸椎棘突较长，斜向后下，呈叠瓦状，相互掩盖；腰椎棘突呈水平位，棘突之间间隙较大。

（三）胸廓

在完整骨架上观察，可见胸廓由 12 块胸椎、12 对肋、1 块胸骨连结而成。成人胸廓呈前后略扁、上窄下宽的圆锥形。新生儿的胸廓横径与前后径大致相等，近似桶状。胸廓有上、下两口。上口较小，向前下方倾斜，由第 1 胸椎、第 1 对肋和胸骨柄上缘围成，是胸腔与颈部的通道。胸廓下口宽而不整齐，由第 12 胸椎，第 11、12 肋，左右肋弓和剑突围成。相邻两肋之间的间隙称**肋间隙**。从前面观察，胸廓前壁最短，胸骨居正中，上 7 对肋骨前端借助软骨与胸骨相连。第 8、9、10 对肋骨前端依次与上位肋软骨相连，形成**肋弓**。第 11、12 对肋软骨前端游离于腹壁肌中。观察完胸廓标本后，学生可在自己的身体上，用手掌紧贴胸廓，然后深呼吸，体会肋前端的移动情况。

二、上肢骨的连结

先在完整骨架上观察了解**胸锁关节**和**肩锁关节**的组成，然后重点观察自由上肢骨连结。

（一）肩关节

肩关节由肱骨头和肩胛骨关节盂构成。

1. 先取未打开关节囊的标本观察，可见关节囊向上附着于肩胛骨关节盂的周缘，向下止于肱骨的解剖颈。关节囊上部较紧，下部松弛。在肩关节的上方，有横架于肩胛骨喙突和肩峰之间的**喙肩韧带**，从上方保护肩关节。在肱骨结节间沟内有肱二头肌长头腱自关节囊内穿出。此外，肩关节的前、后、上方有许多肌腱跨过，均有加强关节囊的作用。但关节囊的前下方没有肌腱和韧带加强，是关节囊的薄弱点。

2. 再取打开关节囊的标本观察，可见关节面有关节软骨覆盖。从关节面形状上看，可见肱骨头的凸面大大超过关节盂的凹面。在关节盂的周围还可见到一圈颜色较深由纤维软骨构成的盂唇加深关节窝。最后观察关节囊的内、外表面，可见其内表面光滑（**滑膜**），外表面粗糙（**纤维膜**）。

3. 以肩关节为例，在活体上进行关节运动形式观察。同学甲解剖姿势站立，同学乙用一手固定甲的肩胛骨，另一手握住甲的上肢（注意使上肢保持伸直），并做下列运动：屈——使臂向前；伸——使臂向后；外展——使臂远离正中矢状面；内收——使臂靠向矢状面；旋内——使臂的前面转向前内侧；旋外——使臂的前面转向后外侧；环转——是屈、展、伸、收依次结合的连续运动，运动时全骨正好绘出一圆锥形轨迹。

（二）肘关节

1. 取已打开关节囊的标本（结合骨标本）观察肘关节组成，可见肘关节包括 3 个关节。**肱尺关节**由肱骨滑车与尺骨的滑车切迹构成，**肱桡关节**由肱骨小头与桡骨头的关节凹构成，**桡尺近侧关节**由桡骨头环状关节面与尺骨的桡切迹构成。

2. 再取未打开关节囊的标本观察，可见关节囊前、后壁薄而松弛，后壁尤为薄弱。关节囊的两侧壁厚而紧张，分别有**桡侧副韧带**和**尺侧副韧带**。此外，关节囊环绕在桡骨头周围的部分也增厚，形成**桡骨环状韧带**，可防止桡骨头脱出。

3. 肘关节的运动方式，主要有屈、伸运动。

4. 在活体上观察屈肘和伸肘时，肱骨内、外上髁与尺骨鹰嘴三者之间的位置关系：肘关节伸直时，肱骨内、外上髁与尺骨鹰嘴三点可连成一条直线；关节屈至 90°时，这三点的连线组成一等腰的三角形。

（三）前臂骨连结

1. **前臂骨间膜**　为连结桡、尺骨之间的坚韧致密结缔组织膜。取前臂骨连结标本，观察前臂处于旋前或旋后位时骨间膜的紧张度。

2. **桡尺近侧关节**　在肘关节中已观察。

3. **桡尺远侧关节**　取已打开关节囊的腕关节标本观察，可见此关节由桡骨下端的尺切迹与尺骨头环状关节面连同尺骨头下面的关节盘构成。关节盘为三角形纤维软骨板，将尺骨头与腕骨隔开。

4. 前臂骨的运动　学生自己向上做前臂旋转运动，并结合串连的桡、尺骨观察。

（四）手关节

手关节包括桡腕关节、腕骨间关节、腕掌关节、掌骨间关节、掌指关节和指骨间关节。利用手关节湿标本和手 X 线片，重点观察以下关节。

1. **桡腕关节（腕关节）**　取打开关节囊的桡腕关节标本观察关节面，可见手舟骨、月骨和三角骨的近侧关节面共同组成关节头，桡骨下端的腕关节面和尺骨头下方的关节盘构成关节窝。

再取未打开关节囊的标本观察，可见关节囊松弛，周围有韧带加强。这些韧带紧贴关节，可做屈、伸、收、展和环转运动。

2. **腕掌关节**　由远侧列腕骨与 5 块掌骨底构成。除拇指和小指的腕掌关节以外，其余各指的腕掌关节运动范围极小。其中大多角骨与第 1 掌骨底构成的拇指腕掌关节则活动性大，可以灵活做屈、伸、展、环绕和对掌运动。对掌运动是人类进行握持和精细操作时所必需的主要动作。

三、下肢骨的连结

（一）下肢带骨连结

骨盆　取骨盆湿标本（或模型）观察，可见骨盆由左右髋骨、骶骨、尾骨及所属韧带构成。两髋骨在前方正中线借耻骨联合相连；后方两髋骨的耳状面与骶骨两侧的耳状面连结成稳固的骶髂关节；尾骨则附于骶骨尖的下方，整个骨盆形成一稳定而牢固的骨环。

在骶髂关节后下方，骶、尾骨与坐骨之间有两条韧带相连：①**骶结节韧带**：从骶、尾骨的外侧缘至坐骨结节。②**骶棘韧带**：位于骶结节韧带的前方，从骶、尾骨的外侧缘连至坐骨棘。骶棘韧带与坐骨大切迹围成**坐骨大孔**，骶棘韧带、骶结节韧带和坐骨小切迹围成**坐骨小孔**。

骨盆的分部：从骶骨岬向两侧经弓状线、耻骨梳、耻骨结节至耻骨联合上缘连成的环行界线，并以此分为上部的**大骨盆**和下部的**小骨盆**。临床所指骨盆系指小骨盆。小骨盆有上、下两口。**骨盆上口**由上述界线围成。骨盆下口由尾骨尖、骶结节韧带、坐骨结节和耻骨弓围成。**耻骨弓**为两侧耻骨相连形成的骨性弓。骨盆上、下口之间的空腔称**骨盆腔**。

骨盆的性差：借助男、女骨盆，比较两者上口的大小、形状及耻骨下角。

（二）自由下肢骨连结

1. 髋关节　由髋臼及股骨头构成。

取未打开关节囊的标本观察，可见髋关节的关节囊厚而坚韧，向上附于髋臼周缘，前面向下附于转子间线，后向下附着于股骨颈内侧 2/3，故股骨颈的前面全部包在囊内，后面外侧 1/3 露在囊外。临床股骨颈骨折有囊内骨折、囊外骨折和混合性骨折之分。关节囊周围有韧带加强。再取已打开关节囊的髋关节标本观察，可见髋臼为一较深的窝，周缘附有一圈颜色较深的纤维软骨环即**髋臼唇**，增加髋臼的深度。髋臼可容纳股骨头的 2/3，限制了髋关节的运动范围，但增加了关节的稳固性（与肩关节标本比较）。关节囊内可见**股骨头韧带**，连在股骨头凹和髋臼之间。

2. 膝关节　由股骨内、外侧髁，胫骨内、外侧髁及髌骨组成。

取未打开关节囊的标本观察，可见关节囊宽阔而松弛，各部厚薄不一，附于各关节面周缘。关节囊周围有许多韧带加强，前方为**髌韧带**，扁平而强韧，从髌骨下缘向下止于胫骨粗隆，为股四头肌腱的一部分；外侧有**腓侧副韧带**，内侧有**胫侧副韧带**。

取已打开关节囊的标本观察，可见在股骨和胫骨的关节面之间有**内侧半月板**和**外侧半月板**。在关节内的中央部稍后方找寻到连结于股骨和胫骨之间的**前交叉韧带**、**后交叉韧带**。

3. 距小腿关节（踝关节）　取下肢骨标本观察，此关节由胫骨和腓骨下端的关节面和距骨滑车构成，注意距骨滑车前宽后窄。再取踝关节标本观察，可见关节囊的前、后壁薄而松弛，两侧有韧带加强。**内侧韧带（三角韧带）**为坚韧的三角形纤维束，自内踝尖向下，扇形止于足舟骨、距骨和跟骨。**外侧韧带**较薄弱，由不连续的 3 条独立的韧带组成。

下肢除上述关节以外，在跗骨之间有**跗骨间关节**，跗骨与跖骨之间有**跗跖关节**，跖骨与趾骨之间有**跖趾关节**，趾骨与趾骨间有趾骨间关节。跗骨间关节比较复杂，主要可做足内翻和外翻运动。足底面朝向内侧为**足内翻**，足底面朝向外侧称**足外翻**。

4. 足弓　取下肢骨标本观察，可见足弓是跗骨和跖骨借其连结形成的凸向上的弓，可分为前后方向的**足纵弓**和内外方向的**足横弓**。站立时，以跟骨结节及第 1、5 跖骨头三点着地，使足成为具有弹性的"三脚架"。

四、颅骨的连结

各颅骨之间大多借骨缝相连，颅底个别部分具有软骨结合。只有下颌骨与颞骨之间构成颞下颌关节。

颞下颌关节（下颌关节）是颅骨间唯一的关节。先取颅骨观察，此关节由下颌窝、关节结节和下颌头构成。然后取颞下颌关节湿标本（配合模型）观察，可见关节囊松弛，前部较薄弱，外侧有韧带加强。再观察打开关节囊的标本，在关节腔内有一纤维软骨构成的**关节盘**，将关节腔分隔为上下两部分。运动下颌时，两侧下颌关节联合运动，可做开口、闭口、前进、后退及侧方运动。

【实验测试】

测试考核要点：椎间盘、前纵韧带、后纵韧带、黄韧带、棘间韧带、棘上韧带、肋弓、骨盆上口、骨盆下口、骶结节韧带、骶棘韧带，肩关节、肘关节、桡腕关节、髋关节、膝关节、距小腿关节、颞下颌关节的主要结构。

【复习思考】

1. 试述椎体间连结结构的名称、位置和作用。
2. 试述脊柱的组成、生理弯曲和运动方式。
3. 试述骨盆的组成、分部及男女性骨盆的区别。
4. 试比较肩关节与髋关节的组成、结构特点和运动方式。
5. 试述膝关节的组成、结构特点和运动方式。

实验三 *　全身骨骼的解剖学姿势摆放

【实验目的】

1. 掌握　躯干骨、四肢骨、颅骨的名称、数目及其解剖学位置，肩关节、肘关节、桡腕关节、髋关节、膝关节、距小腿关节及颞下颌关节的组成。
2. 熟悉　手骨的分部及足骨名称、位置和排列，四肢骨与躯干骨的连结。

【实验教具】

1. 胸骨、肋骨、骶骨和游离椎骨（包括一般颈椎、寰椎、枢椎、隆椎、胸椎和腰椎）；串连椎骨；全套四肢骨；整体颅骨。
2. 全身骨架。

【注意事项】

1. 观察标本时，应参照教材插图，把标本放在仰卧位置，分清其上下、前后、内外侧各方位，尤其注意辨认左右侧。
2. 观察颅骨时要轻拿轻放。

【实验步骤与内容】

一、颅骨

大部分颅骨间通过骨缝相连。

下颌骨 1 块，位于面部的前下部，下颌头与颞骨的下颌窝构成颞下颌关节；**舌骨** 1 块，呈 "U" 形，位于下颌骨的下后方，与颅骨间通过韧带和肌相连。

二、躯干骨的解剖学姿势摆放

1. 椎骨　**椎体**位于椎骨的前正中，**椎弓**为椎体后方的弓形骨板。每个椎弓伸出 7 个突起，包括**横突、上关节突、下关节突**各一对和单一的**棘突**。相邻椎体的上、下关节突构成**关节突关节**。关节突关节在相邻颈椎间为水平位，相邻胸椎间为冠状位，腰椎间为矢状位。第 1 颈椎呈环形，其侧块的上关节凹与枕髁相关节，下关节面与第 2 颈椎相关节；前弓后面的齿突凹与枢椎的齿突相关节。下 6 个颈椎体之间，由椎体上面两侧缘的钩状突起与上位椎体下面两侧缘的凹陷构成**钩椎关节**。

骶骨呈三角形，底向上，尖向下，骶骨底向上与第 5 腰椎体相接。前面光滑微凹，背面隆凸粗糙。骶骨两侧的上份有耳状面与髂骨的耳状面构成**骶髂关节**。

尾骨略呈三角形，底向上，与骶骨相接，下端游离为尾骨尖。

成人的**椎间盘**共 23 块，连接相邻两椎体，最上一个位于第 2、3 颈椎体之间，最末一个在第 5 腰椎体与骶骨底之间。

2. 胸骨　胸骨位于胸前壁正中，属于扁骨，上宽下窄，自上而下为**胸骨柄、胸骨体**和剑突 3 部分。胸骨体与柄连接处微向前突，称**胸骨角**。胸骨侧缘有 7 对肋切迹。第 1 对肋切迹与第 1 对肋直接连结，第 2 ~ 7 对肋切迹与相应序数的肋软骨形成**胸肋关节**。

3. 肋　由**肋骨**和**肋软骨**构成，共 12 对。肋骨为弓形扁骨，前端稍宽，与肋软骨相接；后端膨大称**肋头**；在内面近下缘处的浅沟为**肋沟**。肋头的关节面与胸椎的椎体肋凹构成**肋头关节**，肋结节的关节面与横突肋凹构成**肋横突关节**；第 1 肋软骨与胸骨柄直接连结，第 2 ~ 7 对肋软骨与胸骨侧缘相应的切迹形成**胸肋关节**。

三、上肢骨的解剖学姿势摆放

1. 锁骨　位于胸廓前上方，呈 "~" 形，上面光滑，下面粗糙。内侧端粗大，与胸骨柄相关节；外侧端扁平，与肩胛骨的肩峰相关节。

2. 肩胛骨　位于胸廓后外侧的上份，内侧缘较薄，靠近脊柱；外侧缘肥厚。上角在内上方，平对第 2 肋。下角平第 7 肋水平。外侧角膨大，其外面的**关节盂**与肱骨头相关节。前面与胸廓相对，有一大的浅窝，称**肩胛下窝**；后面有一向前外上突出的**肩胛冈**。

3. 肱骨　位于臂部，上端有朝上内后方呈半球形的肱骨头，与肩胛骨的关节盂相关节。肱骨体中份外侧面有一粗糙隆起，称**三角肌粗隆**，在粗隆的后内侧有由内上斜向外下的浅沟，称**桡神经沟**。肱骨下端外侧份有半球形的肱骨小头，内侧份为肱骨滑车，滑车的后上方有一深窝，称**鹰嘴窝**。

4. 桡骨、尺骨　桡骨位于前臂的外侧，上细下粗。桡骨头上面的关节凹与肱骨小头形成肱桡关节，头下方为**桡骨颈**，颈的内下方有**桡骨粗隆**。尺骨位于前臂内侧，上粗下细。尺骨上端前面的滑车切迹，与肱骨滑车相关节。桡骨上端的环状关节面与尺骨外侧的桡切迹形成**桡尺近侧关节**，尺骨下端的尺骨头与桡骨下端内侧的尺切迹形成**桡尺远侧关节**。桡骨下端的腕关节面与尺骨头下方的关节盘构成关节窝。

5.**手骨**　分为腕骨、掌骨和指骨。腕骨由 8 块骨构成，在前面形成一纵沟，称腕骨沟。由手舟骨、月骨、豌豆骨构成的关节头与桡尺骨下端下面的关节窝相关节。

四、下肢骨的解剖学姿势摆放

1.**髋骨**　由髂骨、坐骨、耻骨融合而成。**髂骨**呈板状，构成髋骨的后上部，**坐骨**构成髋骨的后下部，**耻骨**构成前下部。两髋骨在前方正中线借耻骨联合相连。髂骨后部骨面粗糙不平，有一耳状面与骶骨的耳状面相关节。髋骨外侧面的髋臼与股骨头构成髋关节。

2.**股骨**　上端有朝向内上方的球形的**股骨头**，与髋臼相关节。体与颈交界处上外侧为**大转子**，下内侧较小的为**小转子**。股骨下端有两个向下后的膨大，分别称**内侧髁**和**外侧髁**。股骨体后面有纵行的骨嵴，称**粗线**。

3.**髌骨**　位于股骨下端的前面，上宽下尖，前面粗糙，后面为光滑的关节面（外侧宽内侧窄），与股骨髌面及胫骨的内、外侧髁构成膝关节。

4.**胫骨、腓骨**　胫骨粗壮，位于小腿内侧，上粗下细，上端外侧髁后下方有小的关节面与腓骨头相关节，上端与体移行处的前面有粗糙的**胫骨粗隆**，下端内侧有向下突出的**内踝**，前缘较锐。腓骨细长，位于小腿外侧，内侧缘锐利；下端较扁，**外踝**内侧面前、后部分别有关节面和外踝窝。胫、腓骨下端的关节面一起与距骨滑车相关节。

5.**足骨**　可分为跗骨、跖骨及趾骨。跗骨和跖骨借其连结形成凸向上的足弓。距骨上面有前宽后窄的距骨滑车，与胫、腓骨下端构成距小腿关节。

【实验测试】

测试考核要点：锁骨、肩胛骨、肱骨、股骨、胫骨等各骨的解剖学姿势，辨认寰椎、枢椎、寰枢关节、肋头关节、肋横突关节、髋骨、大骨盆、小骨盆。

【复习思考】

1.如何辨别颈椎、胸椎、腰椎？
2.描述肩胛骨、肱骨、髋骨各骨不同方位上的主要结构。

实验四　肌　学

【实验目的】

1.掌握　胸大肌、胸锁乳突肌、三角肌、肱二头肌、肱三头肌、臀大肌、股四头肌、小腿三头肌的位置、起止；膈的形态、位置、孔裂和作用。

2.熟悉　斜方肌、背阔肌、咬肌、颞肌的位置、起止；腹肌前外侧群的名称、层次及纤维方向；竖脊肌的位置和作用；躯干、头颈部、四肢的重要肌性标志。

【实验教具】

1. 完整躯干肌标本；膈专用标本；颈部肌和头面部肌标本或模型；四肢肌标本（包括浅层及深层），前臂的旋前肌和旋后肌标本；手部肌标本（包括骨间肌及蚓状肌）和模型。

2. 肌学图片及视频。

【注意事项】

1. 实验前须复习骨性标志。每个学生都要动手对人体标本进行认真观察。

2. 为了理解肌的作用，学生在实验中应注意观察肌的起止点，以及附着在骨的部位，该肌跨过关节的哪一面，对关节的运动起何重要作用及肌纤维方向等。

3. 要爱护标本，试验时勿将肌纤维撕扯损坏。观察肌的起止点时，可将骨放在一边作对照，避免因观察肌的起止点而将标本撕脱。人体标本观察完后应立即用塑料布或湿布盖好。

【实验步骤与内容】

一、躯干肌

（一）背肌

1. 背浅层肌　重点观察斜方肌和背阔肌。

（1）**斜方肌**　位于项部和背上部，一侧呈三角形，两侧合起来为斜方形。该肌起点广，自枕外隆凸、项韧带和全部胸椎棘突，止于肩峰、肩胛冈及锁骨的肩峰端。注意观察上、中、下部肌束的纤维方向。

（2）**背阔肌**　观察时应将臂外展。该肌位于背下部和胸侧壁，是全身最大的阔肌。以腱膜起自下 6 个胸椎的棘突、全部腰椎棘突及髂嵴后部，肌束向外上方集中，以扁腱止于肱骨小结节嵴。

2. 背深层肌　在脊柱两侧排列，分长肌和短肌。此处只观察竖脊肌。

竖脊肌（骶棘肌）为背肌中最长、最大的肌，纵列于脊柱两侧沟内，起自骶骨背面和髂嵴的后部，向上分出多条肌束，沿途止于椎骨和肋骨，向上可到达颞骨乳突。

（二）胸肌

1. 胸上肢肌　重点观察胸大肌。

（1）**胸大肌**　位于胸廓前上部的皮下，宽而厚，呈扇形覆盖胸廓前壁的上部。该肌起自锁骨的内侧半、胸骨和上部肋软骨，肌束向外汇集，止于肱骨大结节嵴。

（2）**胸小肌**　位于胸大肌的深面。

（3）**前锯肌**　紧贴胸廓外侧壁。

2. 胸固有肌

（1）**肋间外肌**　位于肋间隙的浅层，起自上一肋骨的下缘，纤维斜向前下，止于下一肋骨的上缘。在肋软骨间隙处无肋间外肌，由结缔组织形成肋间外膜。

（2）**肋间内肌**　位于肋间外肌的深面，翻起肋间外肌便可见到。其肌纤维方向与肋间外肌相反，起自下一肋的上缘，斜向内上，止于上一肋的下缘，在肋角以后为肋间内膜代替。

（三）膈

在膈专用标本上观察，可见膈位于胸、腹腔之间，构成胸腔的底和腹腔的顶，呈穹窿状封闭胸廓下口。周围为肌性部，起自胸廓下口的内面和腰椎的前面，各部肌束向中央集中移行于**中心腱**。

膈上有 3 个裂孔：①**主动脉裂孔**：约在第 12 腰椎水平、膈与脊柱之间，有主动脉和胸导管通过。②**食管裂孔**：在主动脉裂孔的前上方，约平第 10 胸椎高度，有食管和迷走神经通过。③**腔静脉孔**：位于食管裂孔右前方的中心腱内，约平第 8 胸椎高度，有下腔静脉通过。

（四）腹肌

1. 前外侧群

（1）**腹直肌**　位于腹前正中线的两旁，居腹直肌鞘内，将鞘前壁翻开，可见该肌为上宽下窄的带形多腹肌。在肌的表面可见 3 ~ 4 条横行的腱结构，称**腱划**。

（2）**腹外斜肌**　为一宽阔扁肌，位于腹前外侧壁的浅层，起端呈锯齿状，肌纤维由后外上斜向前下，大部分肌束向内在腹直肌外侧缘处移行为腱膜，经腹直肌前面，参与构成腹直肌鞘的前层，最后终于腹前壁正中的白线。

腹外斜肌腱膜的下缘卷曲增厚连于髂前上棘与耻骨结节之间，称**腹股沟韧带**。在耻骨结节的外上方，腹外斜肌腱膜分裂形成一近似三角形的裂隙，称**腹股沟管浅环**（皮下环），内有精索或子宫圆韧带走行。

（3）**腹内斜肌**　位于腹外斜肌的深面，将腹外斜肌翻开，可见该肌纤维大部分从外下方斜向前上方，近腹直肌外侧缘移行为腱膜，分成前后两层包裹腹直肌，分别参与腹直肌鞘前层和后层的组成。腹内斜肌下缘游离成弓形，下部的部分腱膜与腹横肌腱膜结合止于耻骨梳内侧，称**联合腱**（或称**腹股沟镰**）。腹内斜肌最下部的一些细散肌纤维包绕精索，称**提睾肌**。

（4）**腹横肌**　位于腹内斜肌的深面，翻开腹内斜肌，可见腹横肌的肌束横行向内，其腱膜越过腹直肌后面参与组成腹直肌鞘后层。下部肌束及其腱膜分别参与构成提睾肌和腹股沟镰。

2. 后群　有腰大肌和腰方肌。腰方肌位于腹后壁，脊柱的两侧。腰大肌将在下肢肌中观察。

二、上肢肌

（一）肩肌

肩肌位于肩关节周围，能运动肩关节，并增强肩关节的稳固性，包括三角肌、肩胛下肌、冈上肌、冈下肌、小圆肌、大圆肌。现重点观察三角肌。

三角肌在肩部外侧面观察。该肌覆盖在肩关节的前、外、后三面，呈三角形。三角肌与肱骨头使肩部形成圆隆的外形。此肌近端宽大，起自锁骨的外侧端、肩峰及肩胛冈，远侧端集中成三角的尖，止于三角肌粗隆。

其次观察**肩胛下肌**，位于肩胛骨的前面；**冈上肌**位于冈上窝内；在肩胛冈以下分别为**冈下肌、小圆肌**和**大圆肌**。

（二）臂肌

1. 前群　**肱二头肌**位于臂前面，肌腹呈梭形，有长、短两头。长头靠外侧，以一长腱起自肩胛骨关节盂上方（此起点可在肩关节标本上见到），通过肩关节囊，经结节间沟穿出；短头在内侧起自肩胛骨喙突。两头在臂中部合为一个肌腹，向下经肘关节前方，止于桡骨粗隆（用力屈肘90°并使前臂旋后，则肱二头肌在臂前面明显隆起，其肌腱亦可在肘关节前面中份摸到，为重要的肌性标志）。肱二头肌内侧称**肱二头肌内侧沟**，内有重要的血管及神经通过；外侧称为**肱二头肌外侧沟**。

在肱二头肌短头的后内方，有**喙肱肌**。在肱二头肌下半部的深面，有**肱肌**。

2. 后群　**肱三头肌**位于上臂后面，起端有3个头，即长头、内侧头和外侧头。长头起自肩胛骨关节盂的下方，向下行于大、小圆肌之间；外侧头起自肱骨后面桡神经沟外上方的骨面；内侧头起自桡神经沟内下方。3个头汇合成一个肌腹，以扁腱通过肘关节后面，止于尺骨鹰嘴。

（三）前臂肌

1. 前群

（1）浅层肌　有6块，从桡侧向尺侧依次为**肱桡肌、旋前圆肌、桡侧腕屈肌、掌长肌、尺侧腕屈肌**和位于稍深面的**指浅屈肌**。除肱桡肌起于肱骨外上髁以外，其余大部分起于肱骨内上髁。旋前圆肌止于桡骨体中部外侧面，其他分别止于腕、掌、指骨。

试用力握拳屈腕，在腕掌面，可清楚地见到从桡侧向尺侧有桡侧腕屈肌腱、掌长肌腱、指浅屈肌腱和尺侧腕屈肌腱。

（2）深层肌　有3块，包括位于尺侧的**指深屈肌**，位于桡侧的**拇长屈肌**，位于前臂远侧上述两肌深面的**旋前方肌**。

2. 后群　位于前臂的后面，主要作用是伸腕、伸指和使前臂旋后，故称伸肌群，共11块肌，分浅、深2层排列。

（1）浅层肌　有6块，自桡侧向尺侧依次为**桡侧腕长伸肌、桡侧腕短伸肌、指伸肌、小指伸肌**和**尺侧腕伸肌**及在肘后部的**肘肌**。

（2）深层肌　有5块，观察时将浅层肌拉开，由近侧向远侧（从上至下）依次为**旋后肌、拇长展肌、拇短伸肌、拇长伸肌**和**示指伸肌**。

当伸腕、伸拇指并外展时，在腕的背面可清楚见到从桡侧向尺侧有拇长展肌腱、拇短伸肌腱、拇长伸肌腱和指伸肌腱。

（四）手肌

1. 外侧群　在拇指侧构成隆起，称**鱼际**。

2. 内侧群　在小指侧形成隆起，称**小鱼际**。

3. 中间群　位于掌心，包括4块**蚓状肌**和7块**骨间肌**。

三、下肢肌

（一）髋肌

1. 前群

（1）**髂腰肌** 由腰大肌和髂肌组成。腰大肌起自腰椎体侧面和横突；髂肌位于腰大肌的外侧，起自髂窝，两肌会合向下经腹股沟韧带深面，止于股骨小转子。

（2）**阔筋膜张肌** 位于大腿上部的前外侧，肌腹在阔筋膜（大腿深筋膜）两层之间。

2. 后群 有臀大肌、臀中肌、臀小肌和梨状肌等。

（1）**臀大肌** 为臀部浅层一块大而肥厚的肌（多数标本上已切断），起自髂骨外面和骶骨背面，肌纤维由内上斜向外下，经髋关节的后面，止于股骨的臀肌粗隆。

（2）**臀中肌和臀小肌** 翻开臀大肌，可见其深面有一块略呈扇形的臀中肌。再翻开臀中肌，可见其深面另有一块呈扇形的臀小肌。

（3）**梨状肌** 位于臀中肌的内下方，起自盆内骶骨前面，向外穿坐骨大孔达臀部，将坐骨大孔分为**梨状肌上孔**和**梨状肌下孔**，止于股骨大转子。

（二）大腿肌

1. 前群

（1）**缝匠肌** 在大腿前面，呈扁带状，起自髂前上棘，斜向下内，止于胫骨上端内侧面。

（2）**股四头肌** 为股部前面最强大的肌，包括股直肌、股内侧肌、股外侧肌和股中间肌4个头。股直肌在大腿前面，起自髂前下棘；股内侧肌位于大腿前内侧部，起自股骨粗线内侧；股外侧肌位于大腿的外侧，起自股骨粗线外侧；股中间肌在股直肌深面，起自股骨体的前面。4个头向下合并为一腱，包绕髌骨的前面和两侧，向下续为髌韧带，止于胫骨粗隆。

2. 内侧群 在缝匠肌的内侧，共5块肌，分层排列。浅层自外侧向内侧依次为**耻骨肌、长收肌、股薄肌**。深层有**短收肌**和**大收肌**。

股三角：在大腿前面的上部，腹股沟韧带下方，为一底朝上、尖向下的三角形区域。上界为腹股沟韧带，内侧界为长收肌的内侧缘，外侧界为缝匠肌的内侧缘，三角内有神经、血管和淋巴结等。

3. 后群 有3块肌，居内侧的有**半腱肌**及其深面的**半膜肌**；居外侧的为**股二头肌**。3块肌均起自坐骨结节，经髋、膝关节的后方，止于胫骨和腓骨的上端。

（三）小腿肌

1. 前群 在小腿前面观察，可见胫骨前缘外侧有3块肌，在踝关节前方较易辨认，自内侧向外侧分别为**胫骨前肌、蹈长伸肌、趾长伸肌**。3块肌均起自胫、腓骨上端和骨间膜，向下经踝关节前方，止于跖骨、趾骨背面。

2. 外侧群 在小腿外侧观察，浅层为**腓骨长肌**，深层为**腓骨短肌**，两肌的腱经外踝后方绕至足底，长肌止于第1跖骨，短肌止于第5跖骨。

3. 后群

（1）浅层　有强大的**小腿三头肌**，由腓肠肌及其深面的比目鱼肌合成。

①**腓肠肌**：位于小腿后面最浅层，腓肠肌的内、外侧头分别起自胫骨内、外侧髁的后面。

②**比目鱼肌**：在腓肠肌的深面，形如比目鱼状，起自胫、腓骨上端的后面。

3 个头会合成一肌腹，在小腿的上部形成膨隆的小腿肚，向下续为**跟腱**，止于跟骨结节。

（2）深层　有 3 块肌，翻开比目鱼肌观察，可见深层由内侧向外侧依次为**趾长屈肌**、**胫骨后肌**和**踇长屈肌**。此 3 块肌起于胫、腓骨后面和骨间膜，向下移行为肌腱，经内踝后方转至足底，分别止于跗骨和趾骨。

四、头颈肌

（一）头肌

以模型为主，配合标本观察。

1. **面肌**（表情肌）　①**颅顶肌**：左右各有 1 块**枕额肌**，由前面的**额腹**、后面的**枕腹**和两腹之间的**帽状腱膜**构成。②**眼轮匝肌**：位于眼裂周围，收缩时使眼裂闭合。③**口轮匝肌**：位于口裂周围，收缩时使口裂闭合。④**颊肌**：在面颊的深部，此肌紧贴口腔侧壁的黏膜，收缩时可使唇、颊紧贴牙齿，帮助咀嚼和吸吮。

2. **咀嚼肌**　有 4 对，现只观察咬肌和颞肌。

（1）**咬肌**　位于下颌支的外侧面，呈方形，起自颧弓，止于下颌骨外面的咬肌粗隆。当牙咬紧时，在下颌角的前上方、颧弓的下方可摸到坚硬的隆起。

（2）**颞肌**　起自颞窝，肌束呈扇形向下集中，经颧弓深面，止于下颌骨冠突。当牙咬紧时，在颞窝区颧弓的上方可摸到坚硬的隆起。

（二）颈肌

1. **胸锁乳突肌**　位于颈部两侧，是一重要的肌性标志，起自胸骨柄前面和锁骨的内侧端，两头会合斜向后上方，止于颞骨的乳突。在活体，当头向一侧转动时，可明显看到从前下方斜向后上方呈长条状的肌隆起。

2. **舌骨下肌群**　位于颈前部，在舌骨下方正中线两旁，每侧有 4 块肌。只要求了解肌的名称和位置，包括**胸骨舌骨肌**、**胸骨甲状肌**、**甲状舌骨肌**、**肩胛舌骨肌**。

【实验测试】

测试考核要点：斜方肌、背阔肌、竖脊肌、胸大肌、膈、腹直肌、腹外斜肌、腹内斜肌、腹横肌、胸锁乳突肌、三角肌、肱二头肌、肱肌、肱三头肌、髂腰肌、臀大肌、梨状肌、股四头肌、髌韧带、缝匠肌、小腿三头肌、跟腱。

【复习思考】

1. 参与呼吸的肌有哪些？各有什么作用？

2. 试述膈的位置和形态。

3.参与运动肩关节的肌或肌群有哪些?

4.参与髋关节屈、伸、收、展分别是什么肌或肌群?

5.试述腹前、外侧壁肌的名称、肌纤维方向和作用。

实验五＊　体表标志与穴位定位的应用

【实验目的】

1.掌握　主要的骨性、肌性、腱性和皮肤的体表标志及其应用范围。

2.熟悉　内关、合谷、委中、足三里、大椎、迎香、风池等穴位的体表定位法,并尝试在体表定位。

【实验教具】

1.全身骨架、肌肉标本与模型。

2.人体标准针灸穴位模型。

3.体表标志及全身穴位图片。

【注意事项】

实验时要配合标本和模型,在自身或他人身上观察或触摸寻找体表标志,触摸时要严肃认真。

【实验步骤与内容】

一、体表标志

参照全身骨架标本、模型和全身肌肉标本模型,在自己或同伴身上触摸常用的体表标志。

(一)躯干主要体表标志

1.胸腹部骨性标志

(1)颈静脉切迹　为胸骨柄上缘,平齐第2胸椎体下缘。

(2)胸骨角　为胸骨柄与体交界处,略为隆起,其两侧接第2肋软骨,可依次查找其他肋和肋间隙。胸骨角相当于第4胸椎体下缘水平。

(3)剑突　在胸骨体下方两肋弓的夹角处,有一三角形的凹陷,于此处可摸到剑突。

(4)肋弓　由剑突向外下方可摸到。

(5)髂前上棘　是髂嵴的前端。

(6)耻骨联合上缘　在两侧腹股沟内侧端之间可摸到的骨性横嵴,其下有外生殖器。

(7)耻骨结节　为耻骨联合外上方的骨性突起。

2.胸腹部肌性标志

(1)胸大肌　为胸前上部的肌性隆起。

(2)腹直肌　此肌外缘呈半月形的弧线,自第9肋软骨开始,下延至耻骨,称为半月线。此线与右侧肋弓相交处，相当于胆囊底的体表投影点，临床上常以此部位作为胆囊压痛点。腹直肌收缩时，可于脐以上见到3条横沟，相当于腹直肌的腱划。

（3）腹股沟　为腹部与股前部分界的沟。

（4）腹外斜肌　在腹外侧，其轮廓较为清楚。腹外斜肌以肌齿起于下数肋。

3. 项、背、腰部骨性标志

（1）背纵沟　为背部正中纵行的浅沟，在沟底可触及各椎骨的棘突。头俯下时，平肩处可摸到显著突起的第7颈椎棘突。脊柱下端可摸到尾骨尖和骶角。

（2）肩胛骨　位于皮下，可以摸到肩峰、肩胛冈和下角。肩胛冈的内侧端平第3胸椎棘突。下角对第7肋或平第7肋间隙。

（3）髂嵴　位于皮下，其最高点约平第4腰椎棘突。

（4）髂后上棘　在皮下脂肪较多的人身上，为一皮肤凹陷，瘦的人则为一骨性突起，平对第2骶椎棘突。

4. 项、背、腰部肌性标志

（1）竖脊肌　在背纵沟的两侧，呈纵行隆起。

（2）斜方肌　此肌自项部正中线及胸椎棘突向肩峰伸展呈三角形的轮廓。该肌一般不明显，运动时略可辨认。

（3）背阔肌　为覆盖腰部及胸部下份的阔肌，运动时可辨认其轮廓。

（二）上肢主要体表标志

1. 骨性标志

（1）锁骨　全长都可摸到，锁骨的内侧端膨大，突出于胸骨颈静脉切迹的两侧，其内侧部分向前凸，外侧部分向后凸。

（2）喙突　位于锁骨中、外1/3交界处的下方一横指处，在此向后深按即能触及。

（3）肱骨大结节　在肩峰的下方，为三角肌所覆盖。

（4）肱骨小结节　在肩胛骨喙突的稍外方。

（5）肱骨内、外上髁　在肘关节两侧的稍上方，内上髁突出较明显。

（6）尺骨鹰嘴　在肘后方容易摸到。

（7）桡骨头　在肱骨外上髁的下方，伸肘时在肘的后方容易摸到。

（8）桡骨茎突　为桡骨下端的骨性隆起。

（9）尺骨茎突　前臂旋前时，可在尺骨头下方摸到。正常情况下，尺骨茎突比桡骨茎突高。

（10）豌豆骨　位于腕前尺侧的皮下。

2. 肌性标志

（1）三角肌　从前、外、后侧三方面包绕肱骨的上端，使肩部构成圆隆状的外形。

（2）肱二头肌　在臂的前面，在此肌的内、外侧各有一纵行的浅沟，内侧沟较明显。肱二头肌下部肌腱可于肘窝处摸到。

（3）腕掌侧的肌腱　握拳屈腕时，在掌侧可以见到位于中间的掌长肌腱，其桡侧为桡侧腕屈肌腱，靠近尺侧缘为尺侧腕屈肌腱。

（4）腕背侧的肌腱　拇指伸直、外展时，自桡侧向尺侧可看到拇长展肌、拇短伸肌和拇长伸肌腱。拇长伸肌腱的尺侧为指伸肌腱。

3. 皮肤标志

（1）腋前后襞　上肢下垂时，在腋窝前、后面见到的皮肤皱襞。

（2）肘窝横纹　屈肘时，在肘窝处出现肘窝横纹。

（3）腕掌侧横纹　屈腕时，在腕掌侧出现 2 ~ 3 条横行的皮肤皱纹，分别称为近侧横纹、中间横纹（不恒定）和远侧横纹。

（三）下肢主要体表标志

1. 骨性标志

（1）坐骨结节　取坐位时和凳子接触，在皮下易摸到。

（2）股骨大转子　为髋部最外侧的骨性边界，位于股骨颈与体连接处的外侧。

（3）股骨内、外侧髁和胫骨内、外侧髁　都在膝关节两侧皮下。

（4）髌骨　在膝关节前面的皮下。

（5）髌韧带　为髌骨下方的纵行粗索。

（6）胫骨粗隆　为胫骨内、外侧髁间前下方的骨性隆起，向下续于胫骨前缘。

（7）胫骨内侧面　位于皮下，向下可延至内踝。

（8）腓骨头　位于胫骨外侧髁的后外方，位置稍高于胫骨粗隆。

（9）外踝　为腓骨下端一窄长的隆起，外踝较内踝低。

（10）内踝　为胫骨下端内侧面的隆凸。

2. 肌性标志

（1）臀大肌　使臀部形成圆隆的外形。

（2）股四头肌　位于大腿前面。

（3）半腱肌腱、半膜肌腱　附于胫骨上端的内侧，构成腘窝的上内侧界。

（4）股二头肌腱　为一粗索附于腓骨头，构成腘窝的上外侧界。

（5）腓肠肌两个头　构成腘窝的下内、外侧界，肌腹在小腿后面形成"小腿肚"。

（6）跟腱　在距小腿关节后方呈粗索状，向下止于跟骨结节。

3. 皮肤标志

（1）臀股沟　为一横行的沟，界于臀部与大腿后面之间。

（2）腘窝横纹　在腘窝呈横行的皱纹。

（四）头颈部主要体表标志

1. 骨性标志

（1）枕外隆凸　为头后正中线处的骨性隆起。

（2）乳突　为耳郭后方的骨性突起。

（3）颧弓　位于耳前方的骨性弓。

（4）眶上缘、眶下缘　为眶底上、下的骨性边界。

（5）眶上切迹　位于眶上缘内、中 1/3 交界处。

（6）眉弓　为眶上缘上方的横行隆起。

（7）下颌头　位于耳郭前方，张口闭口运动时，可发现下颌头在移动。

（8）下颌角　为下颌体下缘的后端。

（9）舌骨　在颈前部正中，甲状软骨的上方。

2.肌性标志

（1）咬肌　咬紧牙关时，在下颌角前上方的肌性隆起。

（2）颞肌　在颧弓上方的颞窝内。

（3）胸锁乳突肌　头转向对侧时，在颈部可明显看到从后上斜向前下的长条状肌性隆起。

3.皮肤标志

（1）人中　在上唇外面中线上的纵行浅沟。

（2）鼻唇沟　在颊和上唇分界处的斜行浅沟。

二、穴位体表定位举例

1.**内关**　位于前臂正中，腕横纹上 2 寸，在桡侧腕屈肌腱与掌长肌腱之间。取穴方法：取此穴位时应要患者采用正坐或仰卧、仰掌的姿势，内关穴位于前臂掌侧，从近手腕之横纹的中央，往上约三指宽的中央。

2.**合谷**　手背部位，第 1 掌间隙，第 2 掌骨桡侧缘的中点，拇指侧。取穴方法：侧腕，自然半握拳，另一手的拇指第 1 关节横纹正对其虎口边，拇指屈曲按下，指尖所指处就是合谷穴。

3.**委中**　腘横纹中点，股二头肌腱与半腱肌肌腱的中间。

4.**足三里**　犊鼻穴下 3 寸，胫骨前缘外侧一横指。取穴方法：髌韧带外侧凹陷为犊鼻穴，然后沿犊鼻穴向下比一夫指，与胫骨外侧一横指相交处即为该穴。

5.**三阴交**　在内踝尖上 3 寸，当胫骨内后缘。

6.**大椎**　在第 7 颈椎棘突下凹陷中。取穴方法：取穴时正坐低头，大椎穴位于第 7 颈椎棘突下凹陷处。若突起骨不太明显，让患者活动颈部，不动的骨节为第 1 胸椎，约与肩平齐。

7.**迎香**　在鼻翼外缘中点旁，当鼻唇沟中。取穴方法：取穴时一般采用正坐或仰卧姿势，在鼻翼旁开约 1cm 皱纹中。

8.**风池**　位于项部，当枕骨之下，胸锁乳突肌与斜方肌上端之间的凹陷处。取穴方法：正坐或俯坐，找到项后大筋，其上端凹陷处就是风池穴。

【实验测试】

测试考核要点：体表标志——乳突，下颌角，胸锁乳突肌，胸骨角，肱二头肌，肱骨内、外上髁，桡骨茎突，髂前上棘，坐骨结节，跟腱；内关、合谷、足三里、大椎、风池穴的体表定位。

【复习思考】

1.摸认四肢的主要体表标志及位置。

2.列举头颈部的主要骨性标志及位置。

3.在活体上找出胸腹部的主要肌性标志。

附：针灸常用穴位定位方法

腧穴定位有一定的方法，常用的取穴法有体表解剖标志定位法、骨度折量定位法、指寸定位法、简便定位法 4 种。临床应用时，各种取穴方法可以结合起来，相互参照，并结合不同个体、不同体位、姿势和不同穴位的局部感应来定穴。

1. 体表解剖标志定位法　是以人体解剖学的各种体表标志为依据来确定腧穴位置的方法，俗称自然标志定位法，可分为固定的标志和活动的标志两种。

（1）固定的标志　指各部位由骨节和肌肉所形成的突起、凹陷、五官轮廓、发际、指（趾）甲、乳头、肚脐等，如腓骨头前下方 1 寸定阳陵泉；足内踝尖上 3 寸，胫骨内侧缘后方定三阴交；胸骨上窝正中定天突；眉头定攒竹；耳垂前 0.5 ~ 1 寸定牵正；示指桡侧指甲旁 0.1 寸定商阳；两乳中间定膻中；脐中旁开 2 寸定天枢等。

（2）活动的标志　指各部的关节、肌肉、肌腱、皮肤随着活动而出现的空隙、凹陷、皱纹、尖端等，即需要采取相应的活动姿势才会出现的标志，如在耳屏与下颌关节之间微张口呈凹陷处取听宫；下颌角前上方约一横指当咀嚼肌隆起，按之凹陷处取颊车；握拳在第 5 指掌关节后尺侧横纹头取后溪；以掌向胸，当尺骨茎突桡侧缘凹陷中取养老等。

2. 骨度折量定位法　是以体表骨节为主要标志折量全身各部的长度和宽度，定出分寸用于腧穴定位的方法，又称骨度分寸定位法。该法即以《灵枢·骨度》篇规定的人体各部的分寸为基础，结合历代学者创用的折量分寸（将设定的两骨节点或皮肤横纹之间的长度折量作为一定的等份，每 1 等份即为 1 寸，10 等份为 1 尺）作为定位的依据。不论男女、老少、高矮、胖瘦，均可按这一标准在其自身测量（表 1）。

表 1　骨度折量寸表

部位	起止点	折量分寸	度量法	说明
头面部	前发际正中→后发际正中	12 寸	直	用于确定头部经穴的纵向距离
	眉间（印堂）→前发际正中	3 寸	直	用于确定前或后发际及其头部经穴的纵向距离
	第 7 颈椎棘突下（大椎）→后发际正中	3 寸	直	
	眉间（印堂）→后发际正中→第 7 颈椎棘突下（大椎）	18 寸	直	
	前额两发角（头维）之间	9 寸	横	用于确定头前部经穴的横向距离
	耳后两乳突（完骨）之间	9 寸	横	用于确定头后部经穴的横向距离
胸腹胁部	胸骨上窝（天突）→胸剑联合中点（歧骨）	9 寸	直	用于确定胸部任脉穴的纵向距离
	胸剑联合中点（歧骨）→脐中	8 寸	直	用于确定上腹部经穴的纵向距离
	脐中→耻骨联合上缘（曲骨）	5 寸	直	用于确定下腹部经穴的纵向距离
	两乳头之间	8 寸	横	用于确定胸腹部经穴的横向距离
	腋窝顶点→第 11 肋游离端（章门）	12 寸	直	用于确定胁肋部经穴的纵向距离
背腰部	肩胛骨内缘→后正中线	3 寸	横	用于确定背腰部经穴的横向距离
	肩峰缘→后正中线	8 寸	横	用于确定肩背部经穴的横向距离
上肢部	腋前、后纹头→肘横纹（平肘尖）	9 寸	直	用于确定臂部经穴的纵向距离
	肘横纹（平肘尖）→腕掌（背）侧横纹	12 寸	直	用于确定前臂部经穴的纵向距离

续表

部位	起 止 点	折量分寸	度量法	说 明
下肢部	耻骨联合上缘→股骨内上髁上缘	18寸	直	用于确定下肢内侧足三阴经穴的纵向距离
	胫骨内侧髁下方→内踝尖	13寸	直	
	股骨大转子→腘横纹	19寸	直	用于确定下肢外后侧足三阳经穴的纵向距离（臀沟→腘横纹，相当14寸）
	腘横纹→外踝尖	16寸	直	用于确定下肢外后侧足三阳经穴的纵向距离

3. 指寸定位法　是以患者本人手指所规定的分寸以量取腧穴的方法，又称指量法、手指同身寸取穴法。指寸定位法使用方便，但对儿童和身材高矮胖瘦者易有误差，必须在骨度分寸的基础上应用，不能以指寸测量全身各部，以免长短失度。

（1）中指同身寸　中指屈曲时，中节桡侧两端纹头之间的距离为1寸，适用于四肢部腧穴的纵向比量，以及背腰部腧穴的横向定位。

（2）拇指同身寸　以拇指关节的横度为1寸。

（3）横指同身寸　又称一夫法。示、中、环、小指四指并拢，以中指中节横纹为准，四指的宽度为3寸。多用于上下肢、下腹部的直寸，以及背部的横寸取穴。

4. 简便定位法　简便取定位法是临床一种简便易行的方法，如立正姿势，垂手中指端取风市；两手虎口自然平直交叉在示指端到达处取列缺；两耳尖连线中点取百会等。此法是一种辅助取穴方法，为了定穴的准确，最好结合体表解剖标志或骨度折量定位等方法取穴。

实验六　消化系统、腹膜

【实验目的】

1. 掌握　咽峡的组成；舌的形态、黏膜和舌肌；咽的形态、位置、分部和结构；腭扁桃体的位置；食管的位置及3个狭窄的部位；胃的形态、分部和位置；阑尾的位置及其根部的体表投影；肝的形态、位置及体表投影；胆囊的形态、分部、位置及胆囊底的体表投影；胰的位置和形态。

2. 熟悉　口腔的构造和分部；腮腺的位置及腮腺管的开口部位，下颌下腺与舌下腺的位置及导管开口部位；牙的结构；直肠的位置、弯曲和结构，以及肛管的结构；输胆管道的组成及开口部位；胰管的开口部位；男、女盆腔腹膜陷凹的位置。

【实验教具】

1. 头部正中矢状切面标本（观察口腔、牙、舌、唾液腺、食管等）；游离的舌、胃、小肠、大肠、直肠（包括肛管）、肝和胰标本；切开的空、回肠标本；盆腔矢状切面标本（示直肠、肛管的结构）；打开的胸、腹、盆腔标本（示消化管各器官的位置及毗邻关系）；示肝、胰的位置及肝外胆道标本。

2. 半身人模型；肝、胰的模型；完整腹膜模型；盆腔矢状切面模型。

3. 消化系统图片及视频。

【注意事项】

1. 观察内脏游离标本，请首先注意将标本按解剖学姿势放好，然后按实验步骤顺序仔细观察；同时注意结合整体标本观察位置关系。

2. 肝、胆、胰标本易损坏，实验时要注意爱护。切忌用锐器损坏标本，也不要用力牵拉，以免损坏正常结构及各部位置关系。

3. 进行活体观察时，态度要严肃认真。

【实验步骤与内容】

一、消化管

（一）口腔

取头部正中矢状切面标本并结合用小圆镜对照自身活体进行观察。口腔前壁为唇，两侧壁为**颊**，上壁为**腭**，下壁为**口底**；向前以口裂通向外，向后经咽峡通咽腔。

1. **口唇和颊**　上唇表面正中线上有一浅沟称**人中**，其上、中 1/3 交界处为**水沟穴**。从鼻翼两旁至口角两侧各有一浅沟称**鼻唇沟**。

2. **腭**　在头正中矢状切面标本上观察，腭为口腔上壁，前 2/3 为**硬腭**，后 1/3 为**软腭**。软腭由黏膜及肌构成，前缘与硬腭相续，后缘游离而下垂，其中央向下突起称**腭垂**。自腭垂向两侧形成两条弓形黏膜皱襞，前方的一条叫**腭舌弓**，向下续于舌根；后方一条叫**腭咽弓**，止于咽的侧壁。前、后两弓之间的凹窝内有**腭扁桃体**。由腭垂、左右两侧腭舌弓和舌根共同围成的狭窄区域称**咽峡**。

3. **牙**　取牙模型观察。每个牙可分为 3 部分。露于口腔的部分称**牙冠**，在牙冠的表面，覆有一层洁白的釉质；埋在牙槽内的部分称**牙根**，牙根尖部有一小孔，称**牙根尖孔**；牙冠和牙根交界处称**牙颈**。牙槽表面的牙颈周围都被覆着口腔黏膜和结缔组织构成的**牙龈**。牙嵌入上、下颌骨牙槽内，分别排列成**上牙弓**和**下牙弓**。乳牙共 20 个，包括**切牙**、**尖牙**和**磨牙**；恒牙共 32 个，包括**切牙**，**尖牙**，**前磨牙**和**磨牙**。

4. **舌**　取游离舌标本观察。舌位于口腔底，分为上、下两面，上面可见一人字形的**界沟**，将舌分成前 2/3 的**舌体**和后 1/3 的**舌根**。舌体的前端称**舌尖**。舌下面正中线处有一黏膜皱襞，称**舌系带**；在舌系带根部的两侧各有一小黏膜隆起，称**舌下阜**；由舌下阜向两侧延伸，各有一黏膜隆起，称**舌下襞**，其深面有舌下腺。

（1）**舌黏膜**　取小圆镜各自在自身活体上观察。舌黏膜被覆于舌的上、下面，舌上面的黏膜有许多小突起，称为**舌乳头**。按其形状可分**丝状乳头**、**菌状乳头**、**轮廓乳头**和**叶状乳头**等。**丝状乳头**数量最多，遍布于舌体；**菌状乳头**数量较少而体积较大，为红色钝圆形小突起，散在丝状乳头之间；**轮廓乳头**最大，有 7 ~ 11 个，排列于界沟前方；叶状乳头在舌体侧缘后部，每侧有 4 ~ 8 条，呈叶片状。

（2）**舌肌**　取头部正矢状切面标本观察。舌内肌起止点均在舌内，其肌纤维有纵、横和垂直 3 种（不必观察）。舌外肌中最重要者有**颏舌肌**，起自下颌骨体后面中央，肌纤维向后上方呈扇形分散，止于舌内。

5. 大唾液腺（属消化腺）　大唾液腺有 3 对，即**腮腺、下颌下腺和舌下腺**。其中最大者为腮腺，位于耳郭前下方，外表略呈三角形，腮腺管由腮腺的前缘发出，在颧弓下方一横指处，向前横过咬肌表面，再呈直角向内，穿过颊肌，开口于上颌第 2 磨牙相对的颊黏膜处。下颌下腺位于下颌体内下方，舌下腺位于舌下襞深面。

（二）咽

在头颈部正中矢状切面标本结合切开咽后壁的咽肌标本上观察。咽是一漏斗形肌性管道，上起颅底，下至食管上端（平第 6 颈椎体下缘），后面紧邻上 6 位颈椎，前面与鼻腔、口腔及喉腔相通。因此，可将咽分为**鼻咽、口咽和喉咽** 3 部分：①**鼻咽**：是鼻腔向后的直接延续，上达颅底，下至软腭平面，位于下鼻甲后方约 1cm 处有**咽鼓管咽口**，其前、上、后方的明显隆起称**咽鼓管圆枕**。圆枕后方与咽后壁之间有纵行凹陷，称**咽隐窝**。②**口咽**：上续鼻咽，下连喉咽，向前经咽峡通口腔。③**喉咽**：位于喉口和喉的后方，是咽腔比较狭窄的最下部分。在喉口两侧与咽腔壁之间各有一个**梨状隐窝**。

（三）食管

在示食管位置的整体标本上观察。食管是一前后略扁的肌性管道，成人长约 25cm，上端平对第 6 颈椎体下缘处与咽相接，为食管的**第 1 狭窄**；在第 4、5 胸椎之间高度，与左主支气管交叉处为食管的**第 2 狭窄**；在第 10 胸椎水平，穿膈肌食管裂孔处为食管的**第 3 狭窄**；入腹腔后，在第 11 胸椎左侧连于胃的贲门。

（四）胃

胃的位置（从打开腹腔标本上观察），在胃中等充盈时一般位于左季肋区及腹上区。胃的形态在游离胃标本上观察。

1. 两口　入口称**贲门**，与食管相接；出口称**幽门**，约在第 1 腰椎右侧，与十二指肠相接。

2. 两壁　**胃前壁**朝向前上方；**胃后壁**朝向后下方。

3. 两缘　上缘称**胃小弯**，在近幽门处折弯成角称**角切迹**，下缘称**胃大弯**，凸向左下方。

4. 四部　靠近贲门的部分称**贲门部**，贲门平面以上、向左上方膨出的部分称**胃底**，胃的中间大部称**胃体**，在角切迹右侧至幽门之间的部分称**幽门部**。幽门部又可分为**幽门管和幽门窦**两部分。幽门部紧接幽门而呈管状的部分称**幽门管**，幽门管向左至角切迹之间稍膨大的部分称**幽门窦**。

从剖开的胃内面观察，在胃小弯处，黏膜皱襞多为纵行，有 4 ~ 5 条。在幽门括约肌内表面的黏膜向内形成环状皱襞，称**幽门瓣**。胃的肌层由内斜、中环、外纵 3 层平滑肌构成。在幽门处环形肌特别增厚，形成**幽门括约肌**。

（五）小肠

在打开腹腔的整体标本上观察，小肠全长 5 ~ 7m，起自胃的幽门，盘曲于腹部，下接盲肠，从上至下可分为十二指肠、空肠和回肠 3 部分。

1. **十二指肠**　取十二指肠游离标本观察。十二指肠呈 "C" 字形包绕胰头，长约

25cm，可分为上部、降部、水平部和升部：①**上部**：起于胃的幽门，上部左侧与幽门相连接处肠壁较薄，黏膜光滑无环状襞，称**十二指肠球部**。②**降部**：起于十二指肠上部，达第 3 腰椎体下缘处急转向左，移行于水平部。剖开降部，可见降部中份肠腔后内侧壁上有一纵行的黏膜皱襞，称**十二指肠纵襞**。此襞下端有一乳头状隆起，称**十二指肠大乳头**，有胆总管与胰管的共同开口，它距中切牙约 75cm。③**水平部**：在第 3 腰椎平面自右向左，横过下腔静脉至腹主动脉前面，移行于升部。④**升部**：自腹主动脉前方斜向左上方至第 2 腰椎左侧，再向前下转折续于空肠。转折处形成的弯曲称**十二指肠空肠曲**，它被由肌纤维和结缔组织共同构成的**十二指肠悬肌**固定于腹后壁。

2. **空肠和回肠** 在十二指肠末端处有**十二指肠空肠曲**，此结构即空肠的起始处，空肠与回肠之间并无明显界限，大致空肠位于腹腔的左上方，回肠占右下方，两者长度比约 2：3。空肠与回肠均由肠系膜连于腹后壁。

内部结构：在切开的空肠与回肠标本上观察其结构区别。空肠壁厚，回肠壁薄。空肠内面环形襞大而多，回肠则小且少。将其展平拿起来对着亮光进行观察，可以看到很多散在不透光点，像芝麻样大小的**孤立淋巴滤泡**。仅有此孤立淋巴滤泡者则为空肠，回肠末端除有孤立淋巴滤泡以外，尚有成片的长椭圆形不透光区，大小不一的**集合淋巴滤泡**。

（六）大肠

大肠全长约 1.5m，略成方框形，围绕在空、回肠的周围。大肠起自右髂窝，终于肛门，可分为盲肠、阑尾、结肠、直肠和肛管 5 部分。

盲肠和结肠外形有 3 个主要特点（取一段离体结肠标本观察）：①**结肠带**：是肠管表面的 3 条纵带。②**结肠袋**：是由肠壁上的许多横沟隔开而成的环形囊袋状突起。③**肠脂垂**：为结肠带附近许多大小不等的脂肪突起。

1. **盲肠和阑尾** 盲肠为大肠的起始部，位于右髂窝内。下端以膨大的盲端开始，向上连于结肠。在切开标本或模型上观察盲肠的内部结构，可见其左后上方有回肠末端的开口，此口称为**回盲口**，口的上、下缘各有一半月形的黏膜皱襞，称**回盲瓣**。在回盲口的下方约 2cm 处，有阑尾的开口。

阑尾（蚓突） 在整体标本上观察。上端连通盲肠后内侧壁，下端游离。3 条结肠带最后都汇集于阑尾根部，故沿结肠带向下追踪，是寻找阑尾的可靠方法。阑尾根部的体表投影：通常在脐与右髂前上棘连线的中、外 1/3 交界处，称为**麦克伯尼点**。急性阑尾炎时，此处可有压痛或反跳痛。

2. **结肠** 在打开腹腔的整体标本上观察。按其位置和形态，可分为升结肠、横结肠、降结肠及乙状结肠 4 部分：①**升结肠**：是盲肠上升至结肠右曲的部分。②**横结肠**：介于结肠右曲至结肠左曲之间的部分。③**降结肠**：由结肠左曲下降至左侧髂嵴处的一段。④**乙状结肠**：平左髂嵴处接续降结肠，呈乙字形弯曲，向下进入盆腔续于直肠。

3. **直肠** 在盆腔矢状切面标本上观察。直肠位于盆腔内，上端平第 3 骶椎处接乙状结肠，下端至盆膈处续于肛管。注意直肠并不直，在矢状切面上有两个弯曲，其上部与骶骨前面的曲度一致，形成凸向后的**骶曲**；下端绕过尾骨尖前面转向后下方，形成一凸向前的**会阴曲**。直肠下端的肠腔膨大称**直肠壶腹**，直肠壶腹内面的黏膜，形成 2～3 个半月形皱襞，称**直肠横襞**。其中最大而恒定的一个皱襞在壶腹上份，距肛门约 7cm。

4. 肛管　取游离直肠至肛门矢状切面标本观察。肛管为大肠的末段，上端连于直肠，下端开口于肛门，长 3～4cm。肛管上段的黏膜形成 6～10 条纵行皱襞，称**肛柱**。各肛柱下端之间有半月形黏膜皱襞相连，称**肛瓣**。两个相邻肛柱下端与肛瓣围成袋状小隐窝，称**肛窦**。各肛瓣和肛柱的下端共同连成一锯齿状的环形线，称为**齿状线（肛皮线）**。齿状线以下有一宽约 1cm 表面光滑的环状带，称为**肛梳**。肛梳下缘有一环状线，称**白线**，此线恰为肛门内、外括约肌的交界处，活体指诊时可触及一环状沟。白线以下的皮肤颜色较深，下方不远即终于肛门。

肛管的环形肌层特别增厚，形成**肛门内括约肌**。围绕在肛门内括约肌周围的骨骼肌构成**肛门外括约肌**，主司括约肛门。

二、消化腺

（一）肝

1. 肝的形态　用离体的肝标本、肝模型配合观察。肝呈楔形，可分上、下两面和前、后两缘及左、右两叶。肝上面隆凸，贴于膈穹窿之下称为**膈面**，借**镰状韧带**分为左、右两叶。肝下面凹凸不平，与许多内脏接触，称**脏面**。脏面朝向下后方，有排列呈"H"的左、右纵沟和横沟。左纵沟窄而深，沟前部有**肝圆韧带**，后部有**静脉韧带**。右纵沟阔而浅，前部有**胆囊窝**；后部为腔静脉沟，有下腔静脉通过。横沟为**肝门**，是肝门静脉、肝固有动脉、肝左右管、淋巴管和神经等出入肝的门户。

2. 肝的位置　用打开腹腔的整体标本并配合半身模型观察。肝大部分位于右季肋区和腹上区，小部分位于左季肋区。肝的右界和上界与膈穹窿一致。肝的右界起自腋中线肋弓最低点（第 10 肋）至第 7 肋连于上界，由此向左做上凸弧线，位于右锁骨中线处平第 5 肋，前正中线处平胸剑结合，至左锁骨中线平第 5 肋间隙；肝下界与肝的前缘一致，在右腋中线平等 10 肋，至右侧第 8、9 肋软骨结合处离开肋弓，经剑突下 3～5cm 处斜向左上，经左侧第 7、8 肋软骨结合处连于上界左端。正常成人肝的下界在右肋弓下一般不能触及，剑突下可触及。小儿肝的前缘可低于右肋弓下缘 2～3cm。7 岁以上儿童右肋弓下已不能摸及肝。

3. 胆囊和胆道系统　胆囊位于肝下面的胆囊窝内，呈鸭梨形，分为**胆囊底、体、颈和管**。胆囊管弯曲，向下与左侧的肝总管汇合成**胆总管**。胆总管位于肝门静脉右前方，与胰管汇合，形成略膨大的总管，称**肝胰壶腹**，开口于十二指肠大乳头。在肝胰壶腹周围，有环形平滑肌称为**肝胰壶腹括约肌**，可控制胆汁的排出和防止十二指肠内容物逆入胆总管和胰管内。

（二）胰

胰横行，位于胃后方，第 1、2 腰椎前方，分头、体、尾 3 部分。**胰头**在右方，有十二指肠包绕；**胰体**横跨第 1 腰椎及下腔静脉和腹主动脉前面；胰的左端是**胰尾**，胰尾较细，与脾门接触。

在胰的实质内偏后方，有一条与胰的长轴平行，起自胰尾向右横贯其全长的主排泄管，称**胰管**，最后与胆总管合并，共同开口于十二指肠大乳头。

（三）大唾液腺

在消化管实验中已观察，从略。

三、腹膜

（一）腹膜的配布

腹膜分为衬于腹、盆腔壁内表面的**壁腹膜**和贴覆于脏器表面的**脏腹膜**，脏、壁两层腹膜互相移行，共同围成**腹膜腔**。男性腹膜腔是一个完全封闭的囊，与外界不通；而女性腹膜腔则借输卵管腹腔口经输卵管、子宫和阴道与外界相通。

（二）腹膜形成的结构

1. **网膜**　在完好腹膜标本、模型上观察：①**大网膜**：由 4 层腹膜组成，连于胃大弯和横结肠之间，像围裙一样垂挂于横结肠、空肠、回肠前面，下垂至骨盆缘时再急转向上，包绕横结肠，至此与横结肠系膜相续。②**小网膜**：为连于肝门至十二指肠上部和胃小弯之间的双层腹膜，包括从肝门至十二指肠上部之间的**肝十二指肠韧带**和肝门至胃小弯之间的**肝胃韧带**。③**网膜囊**：是位于小网膜和胃与腹后壁之间扁窄的腹膜间隙。它是腹膜腔的一部分，又称小腹膜腔。

2. **系膜**　由双层腹膜形成，内有血管、神经、淋巴管和脂肪等。系膜包括**肠系膜**、**横结肠系膜**、**乙状结肠系膜**、**阑尾系膜**等。其中肠系膜最长，呈扇形，其根部从第 2 腰椎左侧斜向右下至右骶髂关节前方。

3. **腹膜陷凹**　是腹膜在盆腔脏器之间返折而形成的一些较大而恒定的凹陷（在男、女性整体标本及盆腔矢状切面标本上观察）。在男性，膀胱与直肠间有**直肠膀胱陷凹**。在女性，子宫与膀胱间有一较浅的陷凹为**膀胱子宫陷凹**，直肠与子宫间有**直肠子宫陷凹**，是腹膜腔的最低点，且与阴道穹后部相邻。

【实验测试】

测试考核要点：腮腺、下颌下腺、舌下腺、舌乳头、咽峡、贲门、幽门、角切迹、十二指肠大乳头、肝胰壶腹、阑尾、结肠袋、结肠带、肠脂垂、齿状线、肝门、胆囊、胰头、腹膜腔、小网膜、大网膜、直肠子宫陷凹、直肠膀胱陷凹。

【复习思考】

1. 什么是咽峡？
2. 食管有几个生理狭窄，各位于何处？有何临床意义？
3. 试述胃的位置、形态和分部。
4. 简述肝的脏面的形态结构。
5. 试述胆汁的产生及排泄途径。

实验七　呼吸系统、胸膜、纵隔

【实验目的】

1.掌握　呼吸系统的组成,上、下呼吸道的划分;鼻甲、鼻道、鼻中隔的位置;喉的位置,主要喉软骨的名称,弹性圆锥的位置;气管的位置;肺的位置、形态和结构;壁胸膜、脏胸膜和胸膜腔。

2.熟悉　固有鼻腔黏膜分部;喉黏膜的形态结构特点,喉腔分部;左、右主支气管的形态区别;壁胸膜的分部和肋膈隐窝的位置,肺、胸膜的体表投影。

【实验教具】

1.头颈部正中矢状切面标本,颅骨矢状切示骨性鼻腔与鼻旁窦,游离喉、喉软骨、气管与支气管标本,游离肺标本,胸膜示教标本。

2.喉软骨模型,肺模型,纵隔模型,半身人模型。

3.呼吸系统图片及视频。

【注意事项】

1.呼吸系统器官有些结构比较细小,实验时须仔细观察。

2.观察时动作要轻,以免损坏标本。

【实验步骤与内容】

一、肺外呼吸道

(一) 鼻

鼻分为外鼻、鼻腔和鼻旁窦 3 部分。

1.外鼻　外鼻有**鼻根**、**鼻背**、**鼻尖**及**鼻翼**等部,外鼻下端有**鼻孔**。

2.鼻腔　在头正中矢状切面标本观察,鼻腔由鼻中隔分为左右两腔,每侧鼻腔又分为前部的**鼻前庭**和后部的**固有鼻腔**。鼻前庭为鼻翼所围成的空腔,内面衬以皮肤,生有鼻毛。固有鼻腔由骨性鼻腔被覆以黏膜构成。外侧壁上有**上鼻甲**、**中鼻甲**及**下鼻甲**,各鼻甲下方分别形成**上鼻道**、**中鼻道**和**下鼻道**。固有鼻腔的黏膜可因其结构和功能不同,分为**嗅部**和**呼吸部**两部分。

3.鼻旁窦　见第一篇实验一。

(二) 咽

见第一篇实验六。

(三) 喉

1.喉的位置　在整体标本与半身人模型上观察。喉位于颈前正中,位置表浅,上连喉咽，下接气管，两侧有颈部大血管、神经和甲状腺侧叶。

2. 喉的结构 观察喉软骨游离标本和模型。

（1）**喉软骨** 主要包括**甲状软骨、环状软骨、会厌软骨**和一对**杓状软骨**。甲状软骨是最大的喉软骨，由左右对称的两个方形软骨板构成，两板前缘以直角互相愈着形成前角，其上端向前突出，称**喉结**。两板后缘有两对突起，上方的一对为上角，下方的一对为下角。环状软骨在甲状软骨的下方，形如指环。前部低窄呈弓形，称**环状软骨弓**，后部高宽呈板状，称**环状软骨板**。杓状软骨位于环状软骨板上方，左右各一，呈三棱锥体形，尖朝上，底朝下。杓状软骨底有向前的突起，称**声带突**。会厌软骨附着于甲状软骨前角的后面，形似树叶，下端狭细，上端宽阔，游离于喉口上方，前面凸，后面凹。

（2）**弹性圆锥** 为圆锥形纤维膜，其下缘附着于环状软骨上缘，上缘游离，张于甲状软骨前角后面与杓状软骨声带突之间，称**声韧带**。

3. 喉腔 在喉矢状切面和游离标本及模型上观察。喉腔的两侧壁有上、下两对黏膜皱襞。上方的一对称**前庭襞**，两侧前庭襞的裂隙称**前庭裂**；下方的一对称**声襞**，两侧声襞及杓状软骨间的裂隙称**声门裂**。声门裂是喉腔最狭窄的部位。

喉腔可分为**喉前庭、喉中间腔**和**声门下腔** 3 部分。前庭裂以上的部分称喉前庭；前庭裂和声门裂之间的部分称喉中间腔，喉中间腔向两侧突出的隐窝称**喉室**；声门裂以下的部分称声门下腔。

（四）气管和主支气管

在整体和游离标本及半身人模型上观察。

1. 气管 为前后略扁的圆筒状管道，主要由 14 ~ 17 个 "C" 形气管软骨构成，其间由结缔组织连结，后壁无软骨，由平滑肌和结缔组织封闭，并紧邻食管。气管上端平第 6 颈椎体下缘与喉相连，向下至第 4、5 胸椎之间平面分为左、右主支气管，分杈处称**气管杈**。

2. 主支气管 由气管杈至肺门之间的管道，左、右各一，分别称为**左主支气管**和**右主支气管**。左主支气管细、长而较水平；右主支气管粗、短而垂直。

二、肺

肺位于胸腔内，纵隔的两侧（肺的位置在整体标本及半身人模型上观察；肺的形态和结构在整体标本上并配合游离肺观察）。左肺狭长，被斜裂分为上、下两叶；右肺宽短，被斜裂和右肺水平裂分为上、中、下三叶。

肺可分为**一尖、一底、两面、三缘**。肺尖呈钝圆形，高出锁骨内侧段上方 2 ~ 3cm。肺底位于膈的上方。外侧面（肋面）广阔圆凸，贴近肋和肋间肌，内侧面（纵隔面）贴近纵隔。内侧面中央凹陷处称**肺门**，出入肺门的结构有主支气管、肺动脉、肺静脉、淋巴管及神经等。这些结构由结缔组织和胸膜包绕成束，称**肺根**。肺的前缘锐利，左肺前缘下半有一明显缺口称**心切迹**，切迹下方有一向前向内的舌状突起，称**左肺小舌**。肺的后缘圆钝，贴于脊柱的两旁。肺的下缘也较锐薄，伸向膈与胸壁之间。

三、胸膜

（由教师示教）胸膜在胸腔内形成左、右两个密闭的腔。胸膜分为**壁胸膜**与**脏胸膜**。

脏胸膜亦称肺胸膜，紧贴在肺的表面不易撕开；壁胸膜贴在胸壁内面。胸膜的脏、壁两层在肺根周围相互移行，围成完全封闭的**胸膜腔**。

壁胸膜由于部位不同，又可分为 4 部分：**胸膜顶**为突出胸廓上口，包围肺尖的部分；**肋胸膜**贴在肋及肋间肌内面；**膈胸膜**为覆盖于膈上面的部分；**纵隔胸膜**为衬附在纵隔两侧的部分。在各部胸膜转折处，可形成潜在的间隙，其中最重要的间隙位于肋胸膜与膈胸膜转折处，称**肋膈隐窝**，为胸膜腔最低部位。

四、纵隔

在开胸的整体标本与纵隔模型上观察。

纵隔是两侧纵隔胸膜之间所有器官和组织结构的总称。前界为胸骨，后界为脊柱胸段，两侧界为纵隔胸膜，上界达胸廓上口，下界为膈。通常以通过胸骨角和第 4 胸椎下缘平面将纵隔分为上纵隔和下纵隔。下纵隔再以心包为界分为前纵隔、中纵隔和后纵隔 3 部分。

纵隔主要包括心、心包、大血管、气管、主支气管、食管、胸导管、奇静脉、迷走神经、交感神经、淋巴结等。

【实验测试】

测试考核要点：甲状软骨、会厌软骨、杓状软骨、会厌软骨、环甲正中韧带、前庭襞、声襞、声门裂、喉前庭、喉中间腔、声门下腔、喉室、肺门、肋胸膜、膈胸膜、纵隔胸膜、胸膜顶、肋膈隐窝。

【复习思考】

1. 什么是肺门？
2. 简述喉腔的分部及分部的根据。
3. 试述肺尖位置和肺与胸膜下界的体表投影。
4. 比较左、右主支气管各自结构特点，临床上呼吸道异物易坠入哪侧主支气管？

实验八　泌尿系统、生殖系统、女乳房、会阴

【实验目的】

1. 掌握　肾的形态、位置；输尿管的分段及 3 个狭窄的部位；膀胱的形态、膀胱三角的构成和特点；女性尿道外口的开口部位；睾丸、精索的位置及其组成，前列腺的位置和形态；输精管的行程、位置和分部；男性尿道的分部、狭窄及弯曲；卵巢、输卵管、子宫的位置、形态和结构；尿道外口和阴道口的位置；女性乳房的结构。

2. 熟悉　肾的内部结构；膀胱的位置；女性尿道的特点；阴茎的分部和形态结构，射精管的组成；阴道的位置和阴道穹；会阴的位置和分部；坐骨肛门窝的位置。

【实验教具】

1. 腹后壁示肾的被膜及肾蒂的标本，肾冠状切面标本，游离男、女性泌尿、生殖系

统标本，男、女性盆腔正中矢状切标本，示膀胱三角的标本，女乳房、女性会阴标本。

2. 男、女性泌尿、生殖系统模型，男、女性盆腔正中矢状切模型。

3. 泌尿、生殖系统图片和视频。

【注意事项】

实验时应严肃认真。观察后应将各器官放置于原位。

【实验步骤与内容】

一、泌尿系统

（一）肾

1. **外形**　在游离肾标本上观察。肾外形似"蚕豆"，分上、下两端，前、后两面和内、外侧两缘。内侧缘中部凹陷称为**肾门**，有血管、神经、淋巴管及肾盂等出入，这些结构被结缔组织包裹成束，称**肾蒂**。由肾门深入肾内的腔隙，称**肾窦**。

2. **位置**　在整体标本上观察。肾位于脊柱两侧，紧贴腹后壁，为腹膜外位器官。左肾上端平第 11 胸椎下缘，下端平第 2 腰椎下缘，右肾较左肾低半个椎体。

3. **被膜**　在整体标本上观察。肾的被膜由内向外依次为**纤维囊**、**脂肪囊**和**肾筋膜**。

4. **肾内部结构**　在肾的冠状切面标本和模型上观察。**肾实质**分为浅部的肾皮质及深部的肾髓质。肾皮质新鲜时呈红褐色。**肾髓质**由 15 ~ 20 个圆锥形的肾锥体组成，肾皮质伸入肾锥体之间的部分称**肾柱**。肾锥体底朝向皮质，尖端钝圆，朝向肾门称**肾乳头**。围绕在肾乳头周围的膜状小管称**肾小盏**，相邻的 2 ~ 3 个肾小盏合成一个**肾大盏**。2 ~ 3个肾大盏合成一个漏斗状的**肾盂**。肾盂出肾门后逐渐变细，移行为输尿管。

（二）输尿管

输尿管起自肾盂，终于膀胱的肌性管道，长 20 ~ 30cm。输尿管先位于腹部，后进入盆腔，最后穿膀胱壁开口于膀胱。其全程有 3 个生理性狭窄，第 1 个狭窄在起始部，第 2 个狭窄越过小骨盆入口或髂血管处，第 3 个狭窄在膀胱壁内。

（三）膀胱

1. **形态**　在游离标本上观察。膀胱空虚时为锥体形，分尖、体、底、颈 4 部分。尖端较小，朝向前上方称**膀胱尖**。底部膨大似三角形，朝向后下方称**膀胱底**。尖与底之间称**膀胱体**。膀胱的下部，近前列腺或尿生殖膈处称**膀胱颈**。

2. **位置**　在盆腔矢状切面标本上观察。成人膀胱位于小骨盆的前部，耻骨联合后方。空虚时，膀胱尖不超过耻骨联合上缘；尿液充盈时，膀胱尖则高出耻骨联合上缘。当膀胱充盈时，膀胱上面的腹膜也随之上移，临床上在耻骨联合上方，经腹前壁进行膀胱穿刺或膀胱手术，可不经腹膜腔而直达膀胱。

膀胱内面靠底部有光滑的三角形区域，称为**膀胱三角**，此三角恰好位于 2 个输尿管口和尿道内口三者之间的连线内。膀胱三角在剖开的游离膀胱内观察。

（四）尿道

在女性盆腔矢状切标本与模型上观察。女尿道短、宽、直，长 3 ~ 5cm，直径约 0.6cm，上端起自**尿道内口**，下端开口于阴道前庭，该口称为**尿道外口**，位于阴道口的前方，距阴蒂约 2.5cm。

二、生殖系统

（一）男性生殖器

1. 睾丸　睾丸左、右各一，位于阴囊内。睾丸分内、外两侧面，前、后两缘和上、下两端。在剖开的游离睾丸标本上观察，睾丸内部由许多**睾丸小叶**组成，每个小叶含有**数条精曲小管**（用镊子在睾丸小叶内轻轻挑起精曲小管进行观察，可见睾丸内含有许多比头发还细的精曲小管）。睾丸表面包有一层坚厚的致密结缔组织膜，称**睾丸白膜**。睾丸后缘的白膜较厚。

2. 附睾　附睾是贴附在睾丸的上端和后缘的一长条形结构，上部为**附睾头**，中部为**附睾体**，下端为**附睾尾**。末端与输精管相接。

3. 输精管　输精管从附睾末端开始，为一细长的管道，长约50cm，行程较长，可分为4部分：①**睾丸部**：起自附睾尾，沿睾丸后缘和附睾内侧上升至附睾头。②**精索部**（皮下部）：介于附睾头与腹股沟管浅环之间，常为结扎输精管的部位。③**腹股沟管部**：位于腹股沟管内。④**盆部**：自腹股沟管深环向内下入盆腔，经输尿管末端前上方至膀胱的后面，两侧输精管膨大形成输精管壶腹，其末端与精囊的排泄管汇合。

精索是柔软的圆索状结构，由腹股沟管深环延至睾丸上端。精索的主要结构为输精管、睾丸动脉、蔓状静脉丛、神经丛和淋巴管等，其表面有被膜包裹。

4. 射精管　在男性盆腔矢状切标本与模型上观察，射精管由输精管壶腹下端与精囊排泄管汇合而成，开口于尿道前列腺部。

5. 精囊　位于膀胱底与直肠之间，是一对长椭圆形囊状器官。下端为排泄管，与输精管末端汇合成射精管。

6. 前列腺　位于膀胱底与尿生殖膈之间，呈板栗状，上端宽大，下端尖细，体的后面正中有一浅的**前列腺沟**。

7. 尿道球腺　（略）。

8. 男性外生殖器

（1）**阴囊**　为耻骨联合下方的一皮肤囊袋，中间有隔，将阴囊分为左右两半，其中容纳睾丸、附睾和输精管的一部分。

（2）**阴茎**　分头、体、根3部分。后部为**阴茎根**，固定在耻骨联合和尿生殖膈之间；中部为**阴茎体**，在耻骨联合前下方；尖端膨大为**阴茎头**，阴茎头与体交界处一环状沟称**阴茎颈**，又称冠状沟。

阴茎由一条尿道海绵体和两条阴茎海绵体构成，在阴茎横断面标本与海绵体分离标本上进行观察，**尿道海绵体**位于左、右阴茎海绵体的腹侧，前端膨大形成**阴茎头**，后端膨大为**尿道球**；阴茎海绵体位于阴茎背侧，左、右各一，前端变细嵌入阴茎头后面的凹陷内，后端分开形成左、右阴茎脚，附着耻骨弓。阴茎的皮肤薄，易伸展，在阴茎头处反折而形成双层环形皱襞，称**阴茎包皮**；在阴茎腹侧的包皮与尿道外口之间有一纵行的皮肤皱襞，称**包皮系带**。

9. 男尿道 在男性盆腔矢状切面标本上观察。男尿道起自膀胱的尿道内口，终于阴茎头的尿道外口，全长 16 ~ 22cm，分为**前列腺部**、**膜部**和**海绵体部**。前列腺部和膜部临床上称后尿道，海绵体部称前尿道。男尿道全长有 3 个狭窄，分别位于尿道内口、膜部和尿道外口处。有 2 个弯曲，一个为**耻骨下弯**，位于耻骨联合的下方，凸向下后方，此部属于尿道的固定部；另一个弯曲为**耻骨前弯**，位于耻骨联合前下方，凸向前上方，在阴茎根与体之间，将阴茎上提时，此弯消失。

（二）女性生殖器

1. 卵巢 在女性盆腔标本与游离女性生殖器标本上观察。卵巢左、右各一，为椭圆形实质性器官，位于髂内、外动脉起始部之间的夹角处，可分为内、外侧两面，上、下两端和前、后两缘。上端为输卵管端，借**卵巢悬韧带**与盆壁相连，下端为子宫端，借**卵巢固有韧带**连于子宫角。

2. 输卵管 为成对的肌性管道，长 10 ~ 12cm，包裹在子宫阔韧带上缘内。其内侧端连于子宫角，外侧端游离。输卵管自内侧至外侧可分为 4 部分。

（1）**子宫部** 此部从子宫外侧角穿入子宫壁内，以**输卵管子宫口**开口于子宫腔。

（2）**峡部** 短而狭窄，输卵管结扎术多在此进行。

（3）**壶腹部** 此段管腔膨大成壶腹状，约占输卵管全长的 2/3，卵子通常在此受精。

（4）**漏斗部** 为输卵管的外侧端，扩大成漏斗状，漏斗边缘有许多不规则的突起称**输卵管伞**，漏斗底部向腹膜腔开口称**输卵管腹腔口**。

3. 子宫

（1）形态 呈前后略扁、倒置的鸭梨状，分前、后两面，左、右两缘，前面朝向膀胱，后面邻直肠。子宫从上而下可区分为底、体、颈 3 部分。两侧输卵管子宫口上方的子宫顶部为**子宫底**，子宫下端狭窄部为**子宫颈**，其下端（下 1/3）突入阴道内称为**子宫颈阴道部**，子宫颈其余部分位于阴道上方，称**子宫颈阴道上部**。子宫颈与子宫底之间的部分，称**子宫体**。子宫体与子宫颈阴道上部连接的部位稍狭细，称**子宫峡**（在非妊娠期此部不明显），产科常在此处进行剖腹取胎，子宫与输卵管相连的部位称**子宫角**。

子宫内腔狭窄，可分为**子宫腔**和**子宫颈管**两部分（在女性内生殖器矢状切面标本上观察）。子宫腔在子宫体内，系前后扁平的三角形腔隙，底向上，尖向下，两端各有输卵管开口。子宫颈管在子宫颈内，上下两端狭窄，中间稍宽，呈梭形，上口通子宫腔，下口通阴道，称**子宫口**。子宫口的前、后缘分别称为前唇和后唇。后唇稍长，位置较高。

（2）位置 在女性盆腔矢状切面标本上观察。子宫位于骨盆腔中央，膀胱与直肠之间。成年女子子宫正常位置为前倾、前屈。**前倾**是指子宫的长轴和阴道长轴形成向前开放的钝角，略大于 90°。**前屈**为子宫体与子宫颈之间形成一个向前开放的钝角。

（3）子宫的固定装置 主要靠盆膈承托，子宫的正常位置主要依靠下列 4 对韧带维持。

① **子宫阔韧带**：为被覆在子宫前、后面的腹膜，在子宫外侧缘移行为两层腹膜皱襞，并延伸到骨盆侧壁。子宫阔韧带内包有卵巢、输卵管、卵巢固有韧带和子宫圆韧带

及血管、淋巴管、神经等。

②**子宫圆韧带**：起自子宫角下方，行走在阔韧带中，从内侧向前外方，跨过骨盆侧壁，经腹环入腹股沟管出皮下环，止于大阴唇和阴阜皮下，作用是维持子宫前倾。

③**子宫主韧带**：（略）。

④**子宫骶韧带**：（略）。

4. 阴道　阴道为前后扁平的肌性管道，连接子宫与外生殖器。阴道上端绕子宫颈下部，与子宫颈之间形成环形腔隙，称**阴道穹**。阴道穹分前部、后部和 2 个侧部，分别位于子宫颈阴道部的前、后和两侧。阴道穹后部深而宽广，与直肠子宫陷凹相邻。阴道下端以**阴道口**开口于阴道前庭，处女的阴道口周围有皱襞，**称处女膜**。

5. 女性外生殖器　在完整女性标本上观察。女性外生殖器又称**女阴**，主要包括**阴阜、大阴唇、阴道前庭、阴蒂**等。

（三）女乳房

乳房左、右各一，位于胸前部，呈半球形。乳房的中央有**乳头**，其表面有输乳管的开口，乳头周围有一颜色较深的环行区域，称**乳晕**。

乳房内部的乳腺，在乳房解剖标本上观察。乳腺的组织形成 15 ~ 20 个**乳腺叶**，每一乳腺叶又分为若干个**乳腺小叶**，每个乳腺叶发出一排泄管称**输乳管**，均向乳头集中，并呈放射状排列，其末端则变细，开口于乳头上的输乳孔。在乳房深部自胸筋膜发出许多结缔组织束穿过乳腺小叶连于皮肤，称**乳房悬韧带**，又称**枯柏韧带**（cooper's ligament），对乳腺有支持作用。

（四）会阴

1. 位置和分部　广义的会阴是指封闭骨盆下口的全部软组织，前为耻骨联合下缘，后为尾骨尖，两侧为耻骨、坐骨和骶结节韧带。两坐骨结节之间的连线可将会阴分为前、后 2 部分，前部为**尿生殖区（尿生殖三角）**，后部为**肛区（肛门三角）**。临床上，常将肛门和外生殖器之间的软组织称为**会阴**，即为狭义的会阴。

2. 层次结构　只要求熟悉一般概念。会阴的层次可分为浅层和深层。会阴浅层结构在尿生殖区和肛区基本相同，均由皮肤、浅筋膜和浅层肌构成。会阴深层的主要结构为尿生殖膈和盆膈，两膈共同封闭整个骨盆下口。尿生殖膈位于尿生殖区最深部，由尿生殖膈上、下筋膜及两层筋膜间的横纹肌构成。男性有尿道膜部穿过，女性有尿道和阴道穿过。盆膈位于肛区深部，由盆膈上、下筋膜及两层筋膜间的肛提肌构成，其中央有肛管穿过。

3. 坐骨肛门窝　又名坐骨直肠窝。主要观察标本、模型。坐骨肛门窝为成对的楔形腔隙，位于肛管与坐骨之间，盆膈下方，在额状面上呈三角形。坐骨肛门窝内充填大量脂肪组织，阴部内动脉、阴部内静脉和阴部神经贴于坐骨肛门窝的外侧壁。在此分别发出肛动脉、肛静脉和肛神经，分布于肛门外括约肌及其附近结构。

【实验测试】

测试考核要点：肾大盏、肾小盏、肾窦、肾门、输尿管、膀胱三角、精索、睾丸、附睾、输精管睾丸部、输精管精索部、输精管腹股沟管部、输精管盆部、前列腺、精囊、卵巢、输卵管子宫部、输卵管峡部、输卵管壶腹部、输卵管漏斗部、子宫、子宫阔韧带、子宫圆韧带。

【复习思考】

1. 什么是膀胱三角？
2. 简述输尿管的行程及 3 个生理狭窄的部位。
3. 试述膀胱的位置、形态及男女性膀胱的毗邻。
4. 输尿管、男性尿道生理狭窄各位于何处？有何临床意义？
5. 简述输卵管的分部，受精和结扎的部位。
6. 子宫的位置和姿势如何？固定子宫的韧带主要有哪些？
7. 精子由何处产生？经过哪些途径排出体外？

实验九　心血管系统

【实验目的】

1. 掌握　心的位置、外形和各腔结构；主动脉的分段和其重要分支；颈总动脉、颈内动脉、颈外动脉、面动脉、颞浅动脉的起始、走行位置及分布范围；锁骨下动脉、腋动脉、肱动脉、尺动脉、桡动脉、股动脉、腘动脉、胫前动脉、胫后动脉、足背动脉的起始和走行位置；腹腔干 3 大分支，肠系膜上、下动脉及肾动脉的名称和分布范围，髂总动脉、髂外动脉走行位置，髂内动脉的起始和分布范围；上腔静脉、下腔静脉、头臂静脉、颈内静脉及锁骨下静脉的组成、收纳范围和汇入；颈外静脉、头静脉、贵要静脉及肘正中静脉、大隐静脉、小隐静脉的起始、走行位置及汇入，静脉角概念；肝门静脉系的组成、位置、收纳范围及侧支循环。

2. 熟悉　心传导系、心的血管分布和体表投影、心壁构造和心包的形态结构；肺动脉干的位置、肺动脉和肺静脉的名称，动脉韧带的位置；甲状腺上、下动脉，上颌动脉和脑膜中动脉，椎动脉和胸廓内动脉，直肠上动脉，阴部内动脉起始和分布范围；上、下肢动脉分布范围和腹腔干 3 大分支后的各级分支及肠系膜上、下动脉分支的名称；奇静脉的位置，各级属支的名称和收纳范围；胸廓内静脉的收纳范围；髂总静脉、肾静脉、肝静脉的起始、走行位置及汇入。

【实验教具】

1. 打开了胸、腹前壁的标本及半身人体模型。
2. 自房室前壁切开，观看心腔各房室结构的离体标本；沿冠状沟稍上方去除左、右心房，并剥出左、右房室口及肺动脉口、主动脉口周围的纤维环标本；牛心剥出窦房结、房室结、房室束及左、右束支标本；心冠状血管注色的离体心脏标本，保留出入心脏的大血管（上腔静脉保留左、右头臂静脉，主动脉保留主动脉弓及其分支，保留左、右肺动脉及动脉韧带）的离体心脏标本；连肺动、静脉的离体肺与纵隔标本。
3. 切开胸腔前壁，心包做"工"字形切口，剥出连通心脏的大血管根部，顺主动脉干解剖出各部分支的整体标本；头颈、胸廓正中矢状切，连附上肢标本（解剖出头颈、胸廓、上肢各部血管主干及分支的离体标本）。

4.游离的中等动、静脉各一段，保留其一段原形，另一段纵行切开，观察静脉管壁，显示静脉瓣标本（瓶装）；显示全身浅静脉，如头面部静脉、颈外静脉、头静脉、贵要静脉、肘正中静脉、小隐静脉、大隐静脉及其在腹股沟部的属支、胸腹壁浅静脉的小儿标本；切开胸、腹前壁移除肺，保留腹腔脏器，观察上腔静脉、奇静脉、半奇静脉、副半奇静脉、椎外静脉丛、髂内和髂外静脉、髂总静脉、下腔静脉、肝门静脉及其属支的标本。

5.已解剖出头颈及四肢浅、深层肌肉、血管、神经，切开胸腹前壁，保留腹腔脏器，并剥出其血管、移除肺的整体标本。

6.保留肝、十二指肠及胰腺，显示肝十二指肠韧带中3个重要结构位置关系的离体标本。

7.心脏附出入心脏大血管、心传导系、肝门静脉系组成及其与上、下腔静脉吻合途径的模型。

【注意事项】

1.一定要把心标本放在解剖位置后再进行观察。观察时动作要轻巧，不要用力牵拉，以免将动、静脉扯断；观察后要将动、静脉放回原解剖位置上。

2.注意在标本上区别动脉、静脉。但肺动脉内含静脉血，肺静脉内含动脉血。

3.根据动、静脉起止、行程、分支（属支）及分布范围来学习。

4.深静脉多与动脉伴行，标本上有些静脉可能被切除，可观察同名动脉来体会。静脉的变异较多，尤以浅静脉变异更多，观察时应特别注意。

【实验步骤与内容】

一、心的位置与外形

在打开胸前壁的完整人体标本上观察，可见心位于纵隔内，居两肺之间，其外裹以心包。翻开心包的前份，即见心呈圆锥形，约2/3在身体正中线的左侧，1/3在正中线的右侧。

将离体完整心放在解剖位置，配合心模型观察。心形似倒置的圆锥体，有一尖、一底、两面、三缘和三沟。其指向左前下方，**称心尖**；朝向右后上方，**称心底**，与出入心的大血管干相连；前面朝向前上方，**称胸肋面**；下面朝向后下，贴于膈上，**称膈面**；心的右缘较锐利，左缘钝圆，下缘近水平位。心表面近心底处有一几乎呈环形的**冠状沟**，此沟将心分为上、下两部，上部较小为心房、下部较大为心室，**冠状沟**是心房和心室的表面分界。心室的前、下面各有一条纵沟，分别称**前室间沟**和**后室间沟**，前、后室间沟为左、右心室的表面分界。

二、心的各腔

心有4个腔，即左心房、右心房、左心室和右心室。左、右心房之间有**房间隔**；左、右心室之间有**室间隔**。同侧心房与心室借**房室口**相通。把切开的离体心或心模型放在解剖位置上，分别观察各腔的内部结构。

（一）右心房

右心房向左前方突出的部分，称**右心耳**。翻开房壁，可见其壁薄，内面光滑。查看出入口，其后上方的入口为**上腔静脉口**；后下方的入口为**下腔静脉口**；前下方的出口为**右房室口**，此口通右心室。在下腔静脉口与右房室口之间，有**冠状窦口**。在房间隔的下部有一卵圆形浅窝，称**卵圆窝**。

（二）右心室

将右心室前壁揭开，可见其室腔呈倒置的圆锥形。有出入两口，入口即右房室口，在口的周缘附有 3 片呈三角形的瓣膜，称**三尖瓣**。在右心室内面，有锥体形的肌隆起，称**乳头肌**，在乳头肌尖端有**腱索**相连。右心室腔向左上方伸延的部分，形似倒置的漏斗形，称**动脉圆锥**。动脉圆锥的上端即右心室的出口，称**肺动脉口**，在口的周围附有 3 片呈半月形的瓣膜，称**肺动脉瓣**。

（三）左心房

将心翻转，在心底处找到左心房，其向右前突出的部分称**左心耳**。左心房后壁有 4 个入口，左、右各 2 个，称**肺静脉口**。揭开房壁，可见前下部有一出口，称**左房室口**，通向左心室。

（四）左心室

翻开左心室前壁，可见左心室内腔亦呈倒置的圆锥形，其上部有出入两口，入口在左后方，称**左房室口**。该口的周缘附有 2 片呈三角形的瓣膜，称**二尖瓣**，借腱索连于乳头肌；出口位于右前方，称**主动脉口**，通向主动脉。主动脉口周缘也有 3 片半月形瓣膜，称**主动脉瓣**。

三、心壁的构造

用已切开的心观察，心壁由内向外可分为心内膜、心肌和心外膜 3 层。

1. 心内膜 衬贴于心房、心室的内面，薄而光滑。

2. 心肌 为心壁的主体，心室肌比心房肌发达（比较左、右心室肌的厚度与功能关系）。

3. 心外膜 被覆于心肌表面，为浆膜心包的脏层。

四、心传导系

心传导系由特殊的心肌纤维构成，包括窦房结、房室结和房室束及其分支等。心传导系也可在牛心和猪心标本上观察（示教）。

1. 窦房结 位于上腔静脉与右心耳之间的心外膜深面。

2. 房室结 在打开右心房的标本上观察。房室结位于冠状窦口与右房室口之间的心内膜深面，相当于冠状窦口前上方。

3. 房室束 由房室结发出，入室间隔分为左、右束支。右束支较细，在室间隔右侧心内膜深面下降；左束支沿室间隔左侧心内膜深面下行。左、右束支在心室内逐渐分为许多细小分支，最后形成**浦肯野纤维网**，与一般心室肌纤维相连。

五、心的血管

用离体心标本配合模型观察。

（一）动脉

营养心本身的动脉，有左、右冠状动脉。

1.左冠状动脉　起自升主动脉根部左侧，经左心耳与肺动脉之间左行，即分为**前室间支**和**旋支**。前室间支沿着前室间沟走向心尖；旋支沿冠状沟向左行，绕过心左缘至心的膈面。

2.右冠状动脉　起自升主动脉根部右侧，经肺动脉与右心耳之间沿冠状沟向右行，绕心右缘至冠状沟后部，其中一支沿后室间沟向下前行，称**后室间支**。

（二）静脉

在心的膈面观察，在左心房与左心室之间的冠状沟内，有一短粗静脉干，称**冠状窦**，它收集了心大静脉、心中静脉和心小静脉的血液，经冠状窦口注入右心房。

六、心包

在未切开和已切开心包的标本上观察。心包为包裹心和大血管根部的锥形囊，包括纤维心包和浆膜心包两部分。**纤维心包**紧贴在浆膜心包壁层的外面，上方移行为大血管的外膜，下方紧贴着于膈肌。**浆膜心包**又分为脏层和壁层：在剪开心包的离体心标本上观察，脏层紧贴在心表面，即心外膜；壁层贴于纤维心包的内面。浆膜心包的脏、壁两层在大血管根部互相移行，两层间形成的腔隙称**心包腔**。

七、心的体表投影

在整体标本上定位观察。

八、肺循环的血管

1.肺动脉　在打开胸前壁的完整人体标本和离体心的标本上观察。肺动脉以一短干起自右心室，称**肺动脉干**，它沿主动脉前方上升，至主动脉弓下方分为左、右肺动脉，分别经左、右肺门入肺。在肺动脉分叉处，其与主动脉弓下缘之间，有一短结缔组织索相连，称**动脉韧带**，是胚胎时期动脉导管闭锁后的遗迹。

2.肺静脉　**肺静脉**是运送肺内血液返回左心房的血管。在离体肺标本上观察，肺静脉位于肺门前份。在离体心的后面观察，左、右肺静脉均开口于左心房的后壁，每侧各有2条。

九、体循环的动脉

（一）主动脉

在已打开胸、腹前壁的整体标本上观察，主动脉由左心室发出后，上升不远即弯向左后方至脊柱的左侧下行，经膈的主动脉裂孔入腹腔，达第4腰椎水平分为左、右髂总动脉。

1. 升主动脉　配合离体心脏心底连有大血管的标本观察。**升主动脉**起自左心室主动脉口，向右前上方斜行达右侧第 2 胸肋关节处，移行为**主动脉弓**。左、右冠状动脉发自升主动脉根部。

2. 主动脉弓　是升主动脉的延续，弓形弯向左后方，至第 4 胸椎水平，移行为降主动脉。在主动脉弓的凸侧（发出营养头、颈和上肢的血管），从右至左依次为**头臂干**、**左颈总动脉**和**左锁骨下动脉**。头臂干在右胸锁关节后面，亦分为右颈总动脉和右锁骨下动脉。

3. 降主动脉　是主动脉弓的延续，以主动脉裂孔为界，又分为胸**主动脉**和**腹主动脉**。

（二）头颈部的动脉

主要用头正中矢状切标本，示颈总动脉与颈外动脉分支分布。

1. 颈总动脉　左、右各一，右侧起自头臂干，左侧起自主动脉弓，两者都经胸廓上口入颈部，至甲状软骨上缘处分为**颈内动脉**和**颈外动脉**。在颈总动脉分叉处有两个重要结构，即颈动脉窦和颈动脉小球。**颈动脉窦**为颈内动脉起始部的膨大部分。**颈动脉小球**位于颈内、外动脉分叉处的后方，为红褐色的麦粒大小的椭圆形结构（示教）。

2. 颈外动脉　由颈总动脉发出后，经胸锁乳突肌深面上行，至下颌颈处分为颞浅动脉和上颌动脉 2 个终支。颈外动脉分布于颈部、头面部和硬脑膜等，其主要分支如下。

（1）甲状腺上动脉　自颈外动脉起始部前面发出，向前下方至甲状腺上端，分支营养甲状腺及喉。

（2）面动脉　起自颈外动脉，通过下颌下腺的深面，在咬肌前缘绕下颌骨下缘达面部，再经口角和鼻翼外侧迂曲向上，至眼内眦，改名为**内眦动脉**。

（3）颞浅动脉　在耳屏前方上升，越过颧弓根至颞部，分支营养腮腺、眼轮匝肌、额肌和头顶、颞部的浅层结构。

（4）上颌动脉　在下颌颈处起自颈外动脉，向前内行达上颌骨后面，沿途分布于上下颌牙齿、咀嚼肌、鼻腔、腭扁桃体等。其中还分出**脑膜中动脉**，自棘孔入颅，分布于硬脑膜（示教）。

3. 颈内动脉　由颈总动脉发出后，向上经颅底颈内动脉管入颅腔，分支营养脑和视器。

4. 锁骨下动脉　左侧起自主动脉弓，右侧起自头臂干。左、右锁骨下动脉都贴肺尖的内侧绕胸膜顶，出胸廓上口，在锁骨下方越过第 1 肋，进入腋窝，改名为**腋动脉**。其主要分支如下。

（1）**椎动脉**　为锁骨下动脉最内侧一个较粗的分支，向上穿第 6 至第 1 颈椎横突孔，经枕骨大孔入颅，营养脑和脊髓。

（2）**胸廓内动脉**　起自锁骨下动脉的下面，与椎动脉的起始处相对，在第 1 ~ 7 肋软骨后面下行，其终支进入腹直肌鞘内，改名为**腹壁上动脉**。胸廓内动脉沿途分支至肋间肌、乳房、心包、膈和腹直肌。

（3）**甲状颈干**　短而粗，起自锁骨下动脉。其主要分支有**甲状腺下动脉**，横过颈总动脉等后面，至甲状腺下端的后方，分数支进入腺体。

（三）上肢的动脉

在整体标本与上肢标本上观察。

1. 腋动脉　在第 1 肋外缘续于锁骨下动脉，经腋窝至背阔肌下缘改名为**肱动脉**。腋动脉的内侧有腋静脉伴行，周围有臂丛包绕。腋动脉主要分支分布于胸肌、背阔肌和乳房等处。

2. 肱动脉　是腋动脉的直接延续，沿肱二头肌内侧沟与正中神经伴行，向下至肘窝深部，平桡骨颈处分为桡动脉和尺动脉。

3. 桡动脉　为肱动脉终支之一，经肱桡肌与旋前圆肌之间，继在肱桡肌与桡侧腕屈肌之间下行，至桡腕关节处绕到手背，然后穿第 1 掌骨间隙至手掌深面，与尺动脉的掌深支吻合构成**掌深弓**。

4. 尺动脉　斜越肘窝，在尺侧腕屈肌和指浅屈肌间下行，至桡腕关节处，经豌豆骨的外侧入手掌，其终支与桡动脉的掌浅支吻合形成**掌浅弓**。

5. 掌浅弓与掌深弓　用掌浅、深弓标本示教。

（1）**掌浅弓**　位于掌腱膜深面，由尺动脉的终支和桡动脉的掌浅支构成。自掌浅弓向前发出 4 个分支，内侧支供应小指尺侧缘，其余 3 支为**指掌侧总动脉**，其在掌指关节处每支又分为 2 支**指掌侧固有动脉**，供应第 2～5 指的相对面。

（2）**掌深弓**　位于指深屈肌腱的深面，由桡动脉的终支和尺动脉的掌深支构成。掌深弓很细，由它发出 3 支**掌心动脉**，向远侧至掌骨头附近注入指掌侧总动脉。

（四）胸部的动脉

在打开胸前壁的整体标本上观察。胸主动脉位于脊柱的左前方，上平第 4 胸椎高度续于主动脉弓，向下斜行至脊柱前面，在第 8、9 胸椎水平同食管交叉（在食管之后），向下平第 12 胸椎处穿膈的主动脉裂孔进入腹腔，延续为腹主动脉。胸主动脉的分支有壁支和脏支。

1. 壁支　主要为**肋间后动脉**，共 9 对，走在第 3～11 肋间隙中，位于相应肋骨的肋沟内，还有 1 对肋下动脉沿第 12 肋下缘走行。壁支主要分布到胸、腹壁的肌和皮肤。

2. 脏支　细小，主要有**支气管动脉**和**食管动脉**，营养同名器官（不必观察）。

（五）腹部的动脉

腹主动脉　腹主动脉为腹部的动脉主干。先在腹腔深层标本上观察，可见腹主动脉在脊柱的左前方下行，约在第 4 腰椎高度分为左、右髂总动脉。腹主动脉分支有脏支和壁支，主要观察脏支。

（1）**腹腔干**　短而粗，自腹主动脉起始部发出，立即分为胃左动脉、肝总动脉和脾动脉 3 支，主要营养胃、肝、胆囊、胰、十二指肠和食管腹段等处。**胃左动脉**向左上行至胃的贲门处再沿胃小弯向右下行，与胃右动脉吻合。**肝总动脉**向右行，分为**肝固有动脉**和**胃十二指肠动脉**。轻轻把胃向上翻起，可见**脾动脉**沿胰的上缘向左行至脾门。

（2）**肠系膜上动脉**　约平第 1 腰椎水平起自腹主动脉，经胰和十二指肠之间进入小肠系膜根内，分支分布于十二指肠以下至结肠左曲之间的肠管。

（3）**肠系膜下动脉**　约平第 3 腰椎处起自腹主动脉，向左下方行走，分支分布于横结肠左曲以下至直肠上 2/3 的肠管。其重要分支有**直肠上动脉**。

（4）**肾动脉**　为一对粗大的动脉，约平第 1 腰椎下缘处发自腹主动脉，水平横向外侧，经肾门入肾。

（5）**睾丸动脉、卵巢动脉**　（示教）。

（6）**肾上腺中动脉**　（示教）。

（六）盆部的动脉

1. 髂总动脉　腹主动脉平对第 4 腰椎下缘处分为左、右髂总动脉。髂总动脉向外下行至骶髂关节处又分为髂内动脉和髂外动脉。

2. 髂内动脉　是一短干，向下进入盆腔，分支分布于盆内脏器及盆壁。示教下列动脉：**直肠下动脉、子宫动脉、阴部内动脉**。

3. 髂外动脉　是输送血液至下肢的主干，它沿腰大肌内侧缘下降，经腹股沟韧带深面至股部，移行为股动脉。髂外动脉在腹股沟韧带上方发出**腹壁下动脉**，行向上内至腹直肌。

（七）下肢的动脉

1. 股动脉　在腹股沟韧带中点深面续自髂外动脉，向下穿收肌管达腘窝，改名为腘动脉。在股三角内，股动脉居中，其内侧有股静脉，外侧有股神经。股动脉较大的分支为**股深动脉**。它行向后内下方，分支营养大腿诸肌。

2. 腘动脉　位于腘窝深部，为股动脉的延续，向下至腘窝下角处分为胫前动脉和胫后动脉。

3. 胫后动脉　是腘动脉终支之一，行于小腿后群浅、深两层肌之间，向下经内踝与跟腱之间达足底，分为**足底内侧动脉**和**足底外侧动脉**。胫后动脉分布于小腿后群肌、外侧群肌和足底肌。

4. 胫前动脉　发出后向前穿小腿骨间膜至小腿前群肌之间下行，经踝关节前方移行为**足背动脉**。

十、体循环的静脉

在整体标本上观察。

（一）上腔静脉系

上腔静脉系由上腔静脉及其属支组成，收集头颈、上肢及胸部（心和肺除外）的静脉血，注入右心房。

上腔静脉为一条短而粗的静脉干，于右侧第 1 肋的后面，由左、右头臂静脉汇合而成，沿升主动脉右侧垂直下降，注入右心房。

头臂静脉是由同侧颈内静脉和锁骨下静脉在胸锁关节后汇合而成，其汇合处形成的夹角称静脉角。

1. 头颈部的静脉

（1）**颈内静脉**　是头、颈部的静脉主干，上端起自颅底颈静脉孔，收集颅内静脉血，沿颈内动脉和颈总动脉外侧下行，在胸锁关节的后方与锁骨下静脉汇合成**头臂静**

脉。颈内静脉的属支分为颅内属支与颅外属支。主要观察以下颅外属支。

①**面静脉**：起自眼内眦（**内眦静脉**），与面动脉伴行，在下颌角附近与下颌后静脉前支汇合，下行注入颈内静脉。

②**下颌后静脉**：由颞浅静脉与上颌静脉汇合而成。

（2）**颈外静脉**　起自下颌角附近，沿胸锁乳突肌表面下降，注入锁骨下静脉。颈外静脉为浅静脉干，一般在活体透过皮肤可见。

2. 上肢的静脉　有浅、深2种，浅静脉居皮下，深静脉与动脉伴行。

（1）浅静脉　手背皮下的浅静脉形成手背静脉网，由此网汇集成头静脉和贵要静脉。

①**头静脉**：起自手背静脉网的桡侧，沿前臂桡侧和肱二头肌外侧沟上行，至三角肌和胸大肌之间注入腋静脉或锁骨下静脉。

②**贵要静脉**：起自手背静脉网的尺侧，沿前臂尺侧和肱二头肌内侧沟上行，注入肱静脉或腋静脉。

③**肘正中静脉**：位于肘窝内，是连接头静脉与贵要静脉的一条短干。

（2）深静脉　与同名动脉伴行。在臂以下，一般有2条静脉与同名动脉伴行。

3. 胸部的静脉

（1）**奇静脉**　在除去胸腔脏器的标本上观察，可见**奇静脉**在椎体右侧上行，至第4、5胸椎水平向前，绕过右肺根上方，注入上腔静脉。奇静脉收集右侧肋间后静脉、食管静脉、支气管静脉及半奇静脉的血液。

（2）**胸廓内静脉**　与同名动脉伴行，注入头臂静脉。

（二）下腔静脉系

下腔静脉系由下腔静脉及其属支组成，收集下肢、盆部、腹部等处的静脉血，注入右心房。

下腔静脉是一条粗大的静脉干，约在第5腰椎体右侧，由左、右髂总静脉汇合而成，沿腹主动脉右侧上升，经肝的腔静脉沟，穿膈的腔静脉孔入胸腔，注入右心房。

1. 下肢的静脉　可分浅静脉和深静脉2类。

（1）浅静脉　下肢的浅静脉在皮下组织内构成静脉网，其中有2条较恒定的静脉，即小隐静脉、大隐静脉。

①**小隐静脉**：在足外侧起自足背静脉弓，经外踝后方上升，沿小腿后面正中线行至腘窝，注入腘静脉。

②**大隐静脉**：是全身最长的皮下静脉，于足内侧起自足背静脉弓，经内踝前方，沿小腿和大腿内侧上行，至隐静脉裂孔注入股静脉。大隐静脉在注入股静脉之前还收纳腹壁浅静脉及股内、外侧浅静脉等静脉血。

（2）深静脉　与同名动脉伴行，在膝以下的动脉有2条同名静脉伴行，到腘窝处合成一条**腘静脉**，然后延续为**股静脉**。股静脉经腹股沟韧带深面延续为**髂外静脉**。

2. 盆部的静脉　盆壁和盆腔内脏的静脉汇集成**髂内静脉**，与由股静脉延续来的髂外静脉在骶髂关节处合成**髂总静脉**。

3. 腹部的静脉　可分为腹壁的静脉和腹腔脏器的静脉（在完整人体标本上主要观察腹腔脏器的静脉）。

（1）成对脏器的静脉

①**肾静脉**：与肾动脉伴行，成直角注入下腔静脉。

②**睾丸静脉、卵巢静脉**：（略）。

（2）不成对脏器的静脉　不成对脏器的静脉先汇集成肝门静脉入肝，经肝静脉再注入下腔静脉。

1）**肝静脉**：有 2～3 支，由腔静脉沟内穿出肝实质，汇入下腔静脉。

2）**肝门静脉**：肝门静脉收集腹腔不成对脏器（肝除外）的静脉血。肝门静脉是一短而粗的静脉干，多由肠系膜上静脉和脾静脉在胰头后方汇合而成。在十二指肠上部后方上行，进入肝十二指肠韧带内至肝门。在肝十二指肠韧带内查看肝门静脉、肝固有动脉和胆总管的位置关系。肝门静脉的主要属支如下。

①**肠系膜上静脉**：沿同名动脉上行，收集同名动脉分布区的静脉血。

②**脾静脉**：起自脾门，沿同名动脉右行，至胰头后方与肠系膜上静脉汇合成肝门静脉。

③**肠系膜下静脉**：与同名动脉伴行，通常注入脾静脉，有时注入肠系膜上静脉。

④**胃左静脉**：与胃左动脉伴行，注入肝门静脉（不细查）。

⑤**附脐静脉**：起自脐周静脉网，沿肝圆韧带上行至肝门，注入肝门静脉（不细查）。

【实验测试】

测试考核要点：心尖、冠状沟、卵圆窝、二尖瓣、动脉圆锥、三尖瓣、主动脉瓣、肺动脉瓣，颈总动脉、颈内动脉、颈外动脉、面动脉、颞浅动脉、锁骨下动脉、腋动脉、肱动脉、尺动脉、桡动脉、股动脉、腘动脉、胫前动脉、胫后动脉、足背动脉、腹腔干 3 大分支、肠系膜上下动脉、肾动脉、髂总动脉、髂外动脉、髂内动脉，上腔静脉、下腔静脉、头臂静脉、颈内静脉、锁骨下静脉、颈外静脉、头静脉、贵要静脉、肘正中静脉、大隐静脉、小隐静脉、肝门静脉。

【复习思考】

1. 什么是二尖瓣、静脉角？

2. 简述心的位置、外形及体表投影。

3. 心的传导系包括哪些结构？传导途径如何？

4. 试述肝门静脉的组成、收纳和主要属支。

5. 面部鼻根至两侧口角的三角区内发生感染后，切忌挤压，为什么？

实验十　淋巴系统、内分泌系统

【实验目的】

1. 掌握　淋巴系统的组成；胸导管的组成、走行位置、收纳范围和汇入；右淋巴导管的组成、收纳范围和汇入；腋淋巴结群和腹股沟浅、深淋巴结群的位置、收纳范围及其回流；脾的位置；内分泌器官和内分泌组织的基本概念和甲状腺、肾上腺及垂体的形态与位置。

2.熟悉　淋巴系统的主要功能及各淋巴干的名称、收纳范围；颈外侧浅、深淋巴结群的位置、收纳范围及回流；脾的形态；甲状旁腺、胸腺和松果体的形态及位置；内分泌腺的功能及与神经系统的关系。

【实验教具】

1.显示下颌下淋巴结、颈外侧浅淋巴结、腋淋巴结、腹股沟浅淋巴结群的大体标本；切开胸、腹前壁下翻，保留胸腺，示胃及肠系膜等脏器淋巴结群、下肢腹股沟深淋巴结群及腘淋巴结标本；可观察乳糜池、胸导管的位置、行程等的整体标本；游离的脾脏标本。

2.保留脑垂体、松果体的整脑标本，头颈部矢状切面标本（示垂体）。

3.已解剖出甲状腺、甲状旁腺、胸腺、肾上腺、胰腺、性腺的小儿标本（男、女）。

【注意事项】

1.胸导管结构很脆弱，观察时勿用镊子拉扯，以免拉断损坏。

2.内分泌器官有的很小，又比较分散，故需要配合多个标本，细心寻找。同时内分泌器官易损坏，故动作要轻。

【实验步骤与内容】

一、淋巴系统

（一）胸导管和右淋巴导管（示教）

1.**胸导管**　是全身最长最粗的淋巴导管，长30～40cm。在示胸导管标本上轻轻提起食管的胸段，即可在胸主动脉和奇静脉之间见到胸导管，再向下、向上追索观察其位置及行程。胸导管的下端膨大称为**乳糜池**，通常位于第1腰椎体前面，由**左腰干、右腰干**和**肠干**汇合而成。胸导管约在第4、5胸椎处，移向左侧，出胸廓上口至颈根部，呈弓状弯曲注入左静脉角。胸导管收集左侧上半身和整个下半身的淋巴。

2.**右淋巴导管**　在标本或模型上观察，右淋巴导管为一短干，长约1.5cm，收集右上半身的淋巴，注入右静脉角。

（二）全身主要淋巴结

1.下颌下淋巴结　位于下颌下腺附近，收纳面部等处的浅、深淋巴，其输出管注入颈外侧深淋巴结。

2.颈淋巴结　可分为浅、深两组。

（1）**颈外侧浅淋巴结**　位于颈部皮下，沿颈外静脉排列，收纳耳后、枕部及颈浅部的淋巴，其输出管注入颈外侧深淋巴结。

（2）**颈外侧深淋巴结**　沿颈内静脉排列成一条纵行淋巴结链。它直接或间接地收集头、颈部淋巴，其输出管汇集成颈干。

3.**腋淋巴结**　位于腋窝内的血管周围，主要收集上肢、胸壁和乳房等处的淋巴，其输出管注入锁骨下干。

4. 腹股沟淋巴结 可分浅、深两群，浅群位于腹股沟韧带下方及大隐静脉上段周围的阔筋膜浅面；深群位于阔筋膜的深面，股静脉根部的周围。其收集下肢、会阴、外生殖器、臀部和脐以下的腹前壁淋巴；其输出管经髂外淋巴结、腰淋巴结，最后经腰干注入乳糜池。

5. 腹部淋巴结 大致观察即可。

（1）**腰淋巴结** 位于腰椎体前面，沿腹主动脉及下腔静脉排列，其输出管汇合成一对腰干，注入乳糜池。

（2）**腹腔淋巴结** 位于腹腔干周围，其输出管入肠干。

（3）**肠系膜上、下淋巴结** 分别沿肠系膜上、下动脉根部周围排列，其输出管均入肠干。

（三）脾

1. 脾的位置 打开腹前壁，可见脾位于左季肋区，在第 9～11 肋之间。

2. 脾的形态 利用游离标本观察，脾略呈长扁椭圆形。脾可分为膈、脏两面，前、后两端和上、下两缘。脏面凹陷，近中央处为**脾门**，上缘较锐，有 2～3 个**脾切迹**，脾肿大时，可作为触摸的标志。

二、内分泌系统

1. **甲状腺** 在头颈部标本上观察，可见在颈前部及两侧有一呈 "H" 形的器官，这就是甲状腺。甲状腺由左叶、右叶及甲状腺峡组成。有些个体在甲状腺峡上方有锥状叶。

2. **甲状旁腺** 贴附在甲状腺左、右叶的后面或埋在甲状腺组织中，为棕黄色的卵圆形小体，一般有上、下两对（示教）。

3. **肾上腺** 位于两肾的上端，腹膜之后。左肾上腺呈半月形，右肾上腺约呈三角形。

4. **垂体** 呈椭圆形，位于垂体窝内，借漏斗连于下丘脑。

5. **胸腺** 在小儿标本上观察其位置与形态。

6. **松果体** 位于背侧丘脑的上后方，颜色灰红（示教）。

【实验测试】

测试考核要点：淋巴结、胸导管、脾切迹、肾上腺、甲状腺、垂体。

【复习思考】

1. 什么是乳糜池？
2. 简述胸导管的起止、行程与收集范围。
3. 脾位于何处？其功能如何？
4. 简述甲状腺、肾上腺的位置和形态。

实验十一　感觉器

【实验目的】

1. 掌握　眼球壁各层的名称、位置、分部及主要形态结构；前庭蜗器的组成和分部；鼓膜的位置、形态与分部；3 块听小骨的名称及连结；内耳迷路的组成、分部及主要结构。

2. 熟悉　房水、晶状体、玻璃体的位置和形态结构；眼底的形态结构；结膜的位置与分部；眼睑、泪器、眼球外肌和眼血管的位置和形态；耳郭的外形、中耳的位置；鼓室六壁及毗邻；咽鼓管位置与功能，小儿咽鼓管形态特点。

【实验教具】

1. 猪眼、牛眼（已解剖的和未解剖的）。

2. 示眼睑、泪器、眼肌、眼的血管标本，示外耳与中耳标本，内耳特制标本，锯开鼓室的颞骨并雕出骨半规管、前庭、耳蜗的标本。

3. 眼球模型，可分解的眼眶结构模型，显示外、中、内耳整套的耳模型，显示鼓室放大的颞骨模型，游离的听小骨（锤骨、砧骨、镫骨）、颞骨与鼓室模型。

【注意事项】

1. 实验时要配合标本和模型，能在活体上看到的尽量在活体上观察，活体观察要严肃认真。

2. 注意眼肌的位置与作用。

3. 此次实习标本小而且少，要注意配合模型。观察时，一定要将其放在解剖位置上仔细观察和体会。

【实验步骤与内容】

一、视器

（一）眼球

用水平切或冠状切牛眼和模型，并对照活体进行观察。

1. 眼球壁　由外向内可分为 3 层。

（1）眼球纤维膜　可分为角膜和巩膜两部分。

① 角膜：为眼球纤维膜的前 1/6，无色透明，约呈圆形，向前突出。

② 巩膜：占眼球纤维膜的后 5/6，呈乳白色。活体上看到的"白眼珠"就是巩膜的一部分。巩膜厚而坚韧，后部有视神经穿出。

（2）眼球血管膜　在眼球纤维膜内面。此膜由于含大量色素细胞，在标本上颜色较深，从前向后可分为虹膜、睫状体和脉络膜 3 部分。

① 虹膜：为眼球血管膜的最前部，国人呈棕色，中央有一圆形的瞳孔。在活体上通

过角膜可见。虹膜与角膜周缘形成的夹角，称虹膜角膜角。

②**睫状体**：是眼球血管膜环形增厚的部分，在虹膜的后方。

③**脉络膜**：占眼球血管膜的后方大部，贴于巩膜内面。

（3）**视网膜** 为眼球壁最内层的薄膜，可分2层。易于剥脱下来的为神经层，紧密贴在中膜内面者为色素上皮层。在视网膜后部的视神经起始处，有一圆盘状的结构，称**视神经盘**。在视神经盘的稍外侧，有一带黄色的斑点，称**黄斑**。

2. 眼球内容物 包括房水、晶状体和玻璃体。

（1）晶状体 位于虹膜和玻璃体之间，外形像一个双凸透镜。解剖牛眼时可见。

（2）玻璃体 充填于晶状体后面的眼球内，为无色透明的胶状物质。解剖牛眼时可见。

（二）眼副器

眼副器包括眼睑、结膜、泪器和眼球外肌等结构，在标本或活体上观察。

1. 眼睑 俗称眼皮，分上睑和下睑，两睑之间的裂隙称睑裂。睑裂内、外侧两端，分别称**内眦**和**外眦**。翻转上、下睑，透过结膜，可见致密坚硬、呈半月形的结构，称睑板。

2. 结膜 翻转眼睑观察，结膜为睑内面与眼球前部的薄而透明的黏膜，依其所处部位可分为**睑结膜**、**球结膜**和**结膜穹窿**3部分。

3. 泪器 由泪腺和泪道组成。

（1）**泪腺** 在标本上观察，泪腺位于眶前部上外方。

（2）**泪道** 由**泪点**、**泪小管**、**泪囊**和**鼻泪管**组成：①泪点：在活体上观察，在上、下睑缘内侧端各有一个小突起，其顶端的小孔，称泪点。②泪小管：在标本上难以观察。③泪囊：在标本上观察，泪囊为膜性囊，位于泪囊窝内，其上部为盲端，下部移行为鼻泪管。④鼻泪管：在颅骨标本上观察骨性鼻泪管。

4. 眼球外肌 位于眶内，分别运动眼球和眼睑。在标本上观察运动眼球的4条直肌和2条斜肌。在模型上观察上述6条肌的位置与走向。

（三）眼的血管

眼的血管结合模型观察。**眼动脉**起自颈内动脉，与视神经伴行入眶，在眶部发分支营养眼外肌、泪腺及眼球。其中重要的分支有视网膜中央动脉。眼静脉收集眼球及眼副器静脉血，注入海绵窦。

二、前庭蜗器

（一）外耳

外耳包括耳郭、外耳道和鼓膜3部分。

1. 耳郭 在人体上对照教材及插图互相观察。

2. 外耳道 结合模型观察，外耳道是外耳门至鼓膜之间长约2.5cm的弯曲管道。

3. 鼓膜 在模型和湿标本上观察，可见鼓膜位置倾斜，与水平面成45°角，鼓膜可分为上1/4的松弛部和下3/4的紧张部。松弛部活体呈红色；紧张部活体呈灰白色，其前下方有一三角形反光区，称**光锥**。鼓膜凸面对向鼓室，与锤骨柄紧密附着，凹面对向外耳道，凹面中心为鼓膜脐。

（二）中耳

中耳包括鼓室、咽鼓管、乳突窦和乳突小房。在模型及锯开的颞骨标本上对照观察或示教，注意它们的解剖位置。

1. 鼓室　是颞骨岩部内的一个形状不规则的含气腔隙。室壁覆有黏膜，此黏膜与咽鼓管及乳突小房内的黏膜相续。

（1）鼓室的 6 个壁　主要示教内、外侧壁。

①外侧壁：又称**鼓膜壁**，以鼓膜与外耳道相隔。

②内侧壁：又称**迷路壁**，即内耳外侧壁，此壁凹凸不平，中部有圆形隆起，名**岬**。鼓岬的后上方有卵圆形孔，名**前庭窗**，被镫骨底封闭。岬的后下方有圆形小孔，名**蜗窗**，在活体上有膜封闭，称为第二鼓膜。

（2）鼓室内容物　主要为听小骨。3 块**听小骨**分别称**锤骨**、**砧骨**和**镫骨**，在游离标本上观察 3 块听小骨的形态大小，在模型上观察 3 块听小骨的连结。

2. 咽鼓管　对照模型观察。**咽鼓管**为沟通中耳鼓室和鼻咽部的管道。

3. 乳突小房　为颞骨乳突内的许多含气小腔，在锯开的颞骨标本上观察，可见这些小腔互相交通，向前经**乳突窦**与鼓室相通。

（三）内耳

内耳埋藏在颞骨岩部骨质内，由骨迷路和膜迷路构成。

1. 骨迷路　在模型和显示内耳的标本上观察，可见骨迷路是颞骨岩部骨质中曲折的管道，按形态、部位可分骨半规管、前庭和耳蜗 3 部分。

（1）**骨半规管**　为 3 个半环形的小管，分别称**前骨半规管**、**后骨半规管**和**外骨半规管**。3 个半规管互相垂直排列在 3 个平面上。3 个骨半规管以 5 个脚与**前庭**相通。

（2）**前庭**　为骨迷路中部较大的椭圆形结构，外侧壁有前庭窗和蜗窗。

（3）**耳蜗**　形如蜗牛壳，由一骨性蜗螺旋管环绕蜗轴（耳蜗中心的骨轴）旋转两圈半构成。蜗壳的尖端称蜗顶，朝向前外方；基底部称蜗底，有蜗神经穿出。

2. 膜迷路　是套在骨迷路内的膜性囊管，可分为**椭圆囊**、**球囊**、**膜半规管**和**蜗管**。观察位置、分部及连通关系。

【实验测试】

测试考核要点：在模型或标本上找出眼球壁的三层膜及眼球内容物；在模型上找出前庭蜗器的 3 部分，并区分 3 块听小骨。

【复习思考】

1. 简述眼球壁的分部和形态。
2. 简述前庭蜗器的组成。
3. 简述鼓膜的位置和形态。
4. 简述骨迷路、膜迷路的分部和形态。

实验十二　脊髓、脊神经

【实验目的】

1. 掌握　脊髓的位置、外形，脊髓灰质的形态结构；臂丛、腰丛、骶丛的组成和位置；膈神经、尺神经、正中神经、桡神经、腋神经、肌皮神经、股神经、坐骨神经、腓总神经和胫神经的走行和分布。

2. 熟悉　颈丛的组成和位置；肋间神经、闭孔神经、阴部神经和隐神经等的走行及分布。

【实验教具】

1. 脊髓标本；离体脊髓和去椎管后壁的标本；椎管横断（示脊神经）标本；脊神经标本示颈丛、臂丛、腰丛、骶丛；示膈神经、肋间神经标本；整体标本（主要示上、下肢神经）。

2. 脊髓外形和脊髓横切面模型。

3. 脊髓和脊神经的视频、图片。

【注意事项】

1. 注意爱护标本，脊髓结构脆弱，严禁用锐利工具夹持和撕拉。

2. 在学习上、下肢的神经时，应结合复习上、下肢肌。

3. 为掌握神经的行程和主要毗邻关系，在观察神经主干行程时，必须把附近结构放回原来解剖位置。

4. 示教与小结强调临床应用重点，以便学生了解与理解某些外伤后引起神经损伤与出现相应症状的解剖学基础。

【实验步骤与内容】

一、脊髓

（一）脊髓外形

在离体或去掉椎管后壁的标本上观察，可见脊髓位于椎管内，呈前后稍扁的圆柱形，上端与延髓相续（已切断），下端变细呈圆锥形，称**脊髓圆锥**。自圆锥的尖端向下延伸为一根细丝，称**终丝**。脊髓全长有 2 个梭形膨大部分：上方的称**颈膨大**，由此发出的神经支配上肢；下方的称**腰骶膨大**，由此发出的神经支配下肢。

脊髓表面有**前正中裂**和**后正中沟**，恰好把脊髓分为左右对称的两半，在脊髓两侧分别有**前外侧沟**和**后外侧沟**。在前、后外侧沟内有成对的根丝出入，按位置分为**前根**和**后根**。每一对脊神经的前、后根在椎间孔处合成脊神经。在合并之前，后根上有一个膨大的部分是**脊神经节**。

在去椎板的脊柱标本上观察。成人脊髓下端达第 1 腰椎水平（新生儿可达第 3 腰椎水平）。由此可见，脊髓比椎管短。因此，脊神经根丝在颈部几乎是横行穿椎间孔，在颈部以下的脊神经根丝则下行一段才达相应的椎间孔，腰、骶、尾段的神经根在出相应的椎间孔之前，在椎管内垂直下降，围绕终丝形成**马尾**。

脊神经出椎间孔后，分为前、后 2 支。**前支较粗**，走向前方，除第 2 ~ 11 对胸神经前支以外，都在一定的部位相互汇合与分支构成神经丛，计有颈丛、臂丛、腰丛和骶丛。与脊髓相连的脊神经有 31 对，故脊髓也相应地分为 31 个**脊髓节段**，即 8 个颈段、12 个胸段、5 个腰段、5 个骶段、1 个尾段。各个节段并非等长，从标本上看脊髓胸段最长，骶、尾段最短。

（二）内部结构

在脊髓的横断面上观察。根据横径、前后径及前正中裂和正中沟，首先确定方位，再观察内部结构，切面上中间颜色较浅部分是**灰质**，周围颜色较深的部分是**白质**（在新鲜标本上灰质颜色灰暗，白质鲜亮发白）。

灰质居脊髓中央部，略呈"H"形，"H"形的中央部分称灰质连合，灰质的外侧前端扩大的部分为**前角**，向后突出的部分称**后角**。前、后角之间的移行部分称**中间带**。在第 1 胸节段到第 3 腰节段，中间带向外侧突出形成**侧角**。从脊髓整体看，前、后、侧角上下连续成柱，故又称**前柱、后柱、侧柱**。

白质位于灰质外周，每侧被脊髓的沟裂分成 3 部分。在前正中裂与前外侧沟之间的部分称**前索**；位于前、后外侧沟之间的部分称**外侧索**；位于后正中沟与后外侧沟之间的部分称**后索**。前正中裂与灰质连合之间的白质称**白质前连合**。

二、脊神经

脊神经共 31 对，分为**颈神经** 8 对、**胸神经** 12 对、**腰神经** 5 对、**骶神经** 5 对和**尾神经** 1 对。脊神经出椎间孔后分为前、后 2 支：①后支较小，走向后方，分布于枕、项、背、腰和臀部的皮肤及深层肌。②前支粗大，除大部分胸神经前支以外，其余各支分别交织成丛，计有**颈丛、臂丛、腰丛**和**骶丛**。在头颈、上肢和下肢或完整人体标本上观察。

（一）颈丛

翻开胸锁乳突肌，可见第 1 ~ 4 颈神经前支组成的颈丛及其分支。

1. 皮支　有**枕小神经、耳大神经、颈横神经**和**锁骨上神经**。它们经胸锁乳突肌后缘中点浅出，分布于枕部、耳部、颈前区和肩部的皮肤。

2. 肌支　其中重要的有**膈神经**。膈神经是颈丛中最长的一支，由第 3 ~ 5 颈神经前支组成。在胸锁乳突肌深面，沿前斜角肌表面下行，经胸廓上口入胸腔（在锁骨下动、静脉之间通过），沿心包两侧、肺根前方下行至膈，支配膈的运动和管理胸膜、心包等感觉，右侧的感觉纤维还分布到肝和胆囊的被膜等处。

（二）臂丛

可在 上 1/4 人体标本上观察。臂丛由第 5 ~ 8 颈神经前支及第 1 胸神经前支大部分组成，行于锁骨下动脉的后上方，经锁骨之后进入腋窝，在腋窝内围绕腋动脉形成**内**

侧束、外侧束及后束。由各束发出数条长的神经，主要分布到肩、臂、前臂及手的肌和皮肤。

1. 尺神经 由内侧束发出，伴肱动脉下行，向下经肘关节后方尺神经沟下行，渐至前臂前面，伴尺动脉走行，在腕部经豌豆骨的外侧到达手掌，尺神经在前臂发出分支支配尺侧腕屈肌和指深屈肌尺侧半，入手掌发出分支支配小鱼际肌，拇收肌，第3、4蚓状肌和骨间肌等。皮支分布于手掌尺侧 1/3 区及尺侧 1 个半手指的皮肤，手背面尺侧 1/2 及尺侧 2 个半指的皮肤（第 3、4 指相邻侧只分布于近节）。

2. 正中神经 由外侧束和内侧束各发出 1 个根汇合而成。在腋动脉前方寻找该神经，可见其两根与尺神经、肌皮神经之间呈"M"形。该神经伴肱动脉下行至肘窝，并穿过旋前圆肌向下经指浅、深屈肌之间。该神经在前臂发出分支支配除尺侧腕屈肌和指深屈肌尺侧半之外的所有前群肌，经腕关节前方进入手掌，支配除拇收肌之外的鱼际肌及手掌桡侧 2/3、桡侧 3 个半指掌面和 3 个半指背面末二节皮肤的感觉。

3. 肌皮神经 由外侧束发出，其肌支支配肱二头肌等臂部前群肌，皮支为**前臂外侧皮神经**，分布于前臂外侧皮肤。

4. 桡神经 此神经最粗大，由后束发出，其主干行于肱骨后面，紧贴桡神经沟走向外下，在肱骨外上髁前方分深、浅 2 支。深支穿旋后肌至前臂的后面，支配前臂后群肌；浅支伴桡动脉下行至前臂远端背面，分布于手背桡侧。

5. 腋神经 起自后束，在腋窝后壁处，可见腋神经向后穿四边孔，绕肱骨外科颈，主要支配三角肌。

6. 胸神经前支 可在胸后壁或离体肋间神经标本上寻找。胸神经前支共 12 对。第 1～11 对各自位于相应的肋间隙内，**称肋间神经**。第 12 对胸神经前支位于第 12 肋下方，**故名肋下神经**。上 6 对肋间神经分布于相应的肋间肌、胸壁皮肤及壁胸膜，下 5 对肋间神经和肋下神经除分布相应的肋间肌、胸壁皮肤、壁胸膜以外，还进一步向前下斜行进入腹壁，走在腹内斜肌与腹横肌之间，支配腹前外侧壁的肌、皮肤及壁腹膜。

（三）腰丛

在暴露腹后壁的标本上观察。翻开腰大肌，于腰椎横突前方可见腰丛。腰丛由第 12 胸神经前支的一部分、第 1～3 腰神经前支和第 4 腰神经前支的一部分组成。其主要分支如下。

1. 股神经 是腰丛的最大分支。此神经沿腰大肌的外侧缘下降，经腹股沟韧带的深面和股动脉的外侧进入股三角，分支支配大腿前群肌和大腿前面的皮肤。股神经的皮支中有一支最长，称为**隐神经**，与大隐静脉伴行。

2. 闭孔神经 沿腰大肌的内侧向下穿过闭孔至大腿内侧，分布于大腿内侧群肌和大腿内侧的皮肤。

（四）骶丛

在盆腔矢状切面的标本上观察。腰丛由第 4 腰神经前支一部分、第 5 腰神经前支和全部骶神经前支及尾神经前支组成，位于小骨盆腔内，紧贴梨状肌的前面。由骶丛发出的神经可在下 1/4 标本上观察，主要分支如下。

1. 坐骨神经 从梨状肌下孔出盆腔，至臀大肌深面，在坐骨结节和股骨大转子之间下行至大腿后面，沿途分支到大腿后群肌。坐骨神经一般在腘窝上角分为胫神经和腓总神经两终支：①**胫神经**：沿腘窝中线向下，在小腿后面的浅、深层肌之间伴胫后动脉下行，通过内踝后方至足底，分成**足底内侧神经**和**足底外侧神经**。胫神经肌支分布于小腿后群肌和足底肌，皮支分布于小腿后面及足底的皮肤。②**腓总神经**：沿腘窝外侧向外下，绕过腓骨颈，达小腿前面，分为腓深神经和腓浅神经。**腓深神经**伴胫前动脉下降，支配小腿前群肌及足背肌等。**腓浅神经**行于小腿外侧群肌内，并支配该群肌。腓浅神经于小腿下部 1/3 处穿出深筋膜，分布于小腿外侧、足背及趾背的皮肤。

2. 阴部神经　经梨状肌下孔出盆腔，再经坐骨小孔至坐骨肛门窝，沿窝的外侧壁向前。

3. 臀下神经　在坐骨神经的内侧经梨状肌下孔出盆腔，支配臀大肌。

【实验测试】

测试考核要点：脊髓圆锥、颈膨大、腰骶膨大、脊神经节、脊髓前正中裂、灰质前角、后角，膈神经、正中神经、尺神经、桡神经、肌皮神经、腋神经、股神经、闭孔神经、坐骨神经、胫神经、腓总神经、臀下神经。

【复习思考】

1. 什么是神经节？
2. 脊髓的位置及外形如何？
3. 试述手的皮肤感觉神经分布。
4. 腰丛的组成、位置、主要分支及分布范围如何？
5. 试述坐骨神经的来源、主要分支及分布范围。坐骨神经及其分支损伤后有何临床表现？
6. 某外伤病人左下肢不能随意运动（痉挛性瘫痪），腱反射亢进，本体感觉和精细触觉丧失，右侧脐平面以下半身的皮肤痛温觉丧失（脐平面受第 10 胸神经支配），诊断为椎骨骨折合并脊髓损伤，试分析：①脊髓损伤部位（节段）是哪里？②哪一个椎骨骨折？③损伤了哪些传导束？

（答案：①第 10 胸髓损伤。②第 7 胸椎骨折。③损伤了左侧皮质脊髓侧束、左侧脊髓丘脑侧束、左侧薄束）

实验十三　脑、脑神经

【实验目的】

1. 掌握　脑干的位置、分部及主要外部形态结构；间脑的位置和分部；背侧丘脑的位置和主要结构；后丘脑的位置；小脑的位置和外形；大脑半球的外部形态结构；基底核的概念和构成；内囊的位置、分部；大脑重要的皮质中枢（躯体运动中枢、躯体感觉中枢、视觉中枢、听觉中枢）的位置；脑神经的数目、名称；动眼神经、三叉神经、面神经、迷走神经、舌下神经的主要分布范围及其一般功能。

2. 熟悉　主要脑神经核的名称、位置和性质；薄束核、楔束核的位置；脑神经出入颅的部位；视神经、滑车神经、展神经和副神经的主要分布范围。

【实验教具】

1. 全脑、脑干标本，脑的分离标本，小脑和小脑横切面标本（示小脑核）；脑的正中矢状切面标本，大脑水平切（示内囊）标本；去颅盖骨的颅骨标本；取脑保留有硬脑膜的头矢状切面标本；去眶上壁的眶内结构标本（含睫状神经节）；舌咽神经、副神经及舌下神经标本（头部矢状切标本）；三叉神经、面神经、迷走神经（头、颈、胸部）标本。

2. 电动脑干模型（示神经核）、脑干放大模型、脑模型、脑室模型；三叉神经模型，头面部神经模型，颞骨和耳模型。

3. 脑和脑神经视频。

【注意事项】

1. 注意爱惜标本。观察脑标本时要小心，切勿用镊子夹持，要轻拿轻放；脑神经比较细小，故观察时要特别细心，动作要轻巧，切勿拉断。

2. 端脑与间脑之间及间脑各部分之间的分界和范围不易看清，观察时应注意。

3. 要结合不同标本和模型体会各结构的立体概念。

4. 脑神经比较复杂，为了学好，首先应复习颅底的孔裂。一对脑神经的内容有时不能在一个标本上完全看到，须在不同标本或模型上配合观察。

【实验步骤与内容】

一、脑

脑位于颅腔内，分为端脑、间脑、小脑、中脑、脑桥和延髓6个部分。通常将延髓、脑桥和中脑合称脑干。取完整脑标本观察，上方有2个半球形隆起即大脑半球，端脑就是由2个大脑半球组成。大脑半球的后下方为小脑。小脑的前方，呈柄状的部分即为脑干，脑干与端脑之间为间脑。

（一）脑干

1.脑干的外形　在脑干标本或模型上观察。脑干自下而上依次为延髓、脑桥和中脑。

（1）延髓　延髓形似倒置的圆锥体，其上部略膨大，借延髓脑桥沟与脑桥分隔，下部较细，通过枕骨大孔续于脊髓。在延髓腹侧面的正中线上有前正中裂，其两侧各有纵行隆起，称**锥体**，内有皮质脊髓束通过。皮质脊髓束的纤维大部分在锥体下方进行左、右交叉，称**锥体交叉**。

在锥体的外侧有纵行沟，称**前外侧沟**，内有舌下神经根丝穿出。在延髓侧面纵沟内，自上而下有舌咽神经、迷走神经和副神经的根丝附着。延髓的背侧面，上部为第四脑室底——**菱形窝**的下部，下部有2个膨大的隆起分别为**薄束结节**和**楔束结节**，其深面有薄束核和楔束核。楔束结节外上方的隆起为**小脑下脚**。

（2）脑桥　脑桥腹侧面圆隆而宽阔，称为**基底部**。脑桥基底部向两侧逐渐变窄，移行为**小脑中脚**。基底部与小脑中脚交界处可见三叉神经的根丝附着。在基底部的正中线上有纵行浅沟称**基底沟**，内有基底动脉经过。在延髓脑桥沟内由内侧向外侧依次有展神经、面神经、前庭蜗神经的根丝附着。脑桥背侧面形成第四脑室底的上部。第四脑室底呈菱形，故称菱形窝，其外上界为**小脑上脚**。

（3）中脑　**中脑**腹侧面上有两条纵行的柱状结构，称**大脑脚**，内有锥体束等经过。两脚间的深窝称**脚间窝**，由脚间窝穿出 1 对动眼神经。中脑的背面，有两对圆形隆起，称**四叠体**。上方一对隆起为**上丘**，下方的一对为**下丘**。在下丘的下方，有较细的滑车神经穿出脑干，它绕大脑脚走向腹侧。

2. 脑干的内部结构　主要在电动脑干模型上观察（示教）。

（二）小脑

在脑模型和脑的正中矢状切面标本上观察。**小脑**位于颅后窝内，由两侧隆起的**小脑半球**和中间缩窄的**小脑蚓**组成。小脑半球下面近靠小脑蚓的椭圆形隆起部分，称**小脑扁桃体**，其位置恰好在枕骨大孔上方。在小脑横切面标本上观察其表面为灰质，称**小脑皮质**，内部色浅为白质，称**小脑髓质**。白质内埋藏有灰质块，称**小脑核**。

（三）间脑

在脑模型、脑正中矢状切面的标本和脑干标本上观察。**间脑**位于端脑和中脑之间，绝大部分被大脑半球掩盖，间脑中间有一矢状裂隙称为**第三脑室**。

1. 背侧丘脑　是间脑的最大部分，在脑干标本和模型上观察，可见它位于中脑上方，为卵圆形的灰质块，其外侧紧贴内囊，内侧面为第三脑室侧壁的一部分，前下方邻接下丘脑。两者之间以下丘脑沟为界。

2. 后丘脑　位于背侧丘脑后下方，包括**内侧膝状体**和**外侧膝状体**。

3. 下丘脑　位于背侧丘脑的前下部，从脑底面观察，可见前部的**视交叉**及行向后外方的**视束**。视交叉后方有单一的细蒂，称**漏斗**。漏斗向前下方连于卵圆形的垂体。

（四）端脑（大脑）

1. 大脑半球的外形　在完整脑标本和模型上观察，可见大脑由左、右大脑半球构成，两半球间有**大脑纵裂**，裂底有连结两个半球的横行纤维构成的**胼胝体**。大脑半球表面有许多沟或裂，沟与沟之间凸起的部分称大脑回。每个半球可分为上外侧面、内侧面和下面。

（1）大脑半球的分叶　在大脑半球上外侧面有由前下方走向后上方的深沟，称**外侧沟**；自半球上缘中点稍后方有由后上走向前下的沟，称**中央沟**。半球内侧面后部由前下方走向后上方的深沟，称顶枕沟。

根据上述 3 条沟可将大脑半球区分为 5 叶：①**额叶**：是外侧沟以上、中央沟以前的部分。②**顶叶**：外侧沟以上、中央沟以后与顶枕沟以前的部分。③**枕叶**：顶枕沟以后的部分。④**颞叶**：外侧沟以下。⑤**岛叶**：在外侧沟的深处。

（2）大脑半球上外侧面的沟和回　在大脑半球上外侧面标本和模型上观察，在中央沟之前有**中央前沟**，两者之间为**中央前回**。在中央前回下部的前方，有**额下回**。在中央沟之后有**中央后沟**，两者之间为**中央后回**。隐藏在外侧沟深处下壁上的 2 ~ 3 个横行短回，称**颞横回**。

（3）大脑半球内侧面的沟和回　在大脑半球内侧面标本和模型上观察。在胼胝体的上缘有胼胝体沟，此沟上方有一沟称**扣带沟**。扣带沟与胼胝体沟之间的脑回称**扣带回**。胼胝体后下方有弓形走向枕叶后端的沟称**距状沟**。位于颞叶内侧的脑回称**海马旁回**。海马旁回向前弯成钩状称**钩**。胼胝体和背侧丘脑的前端之间有**室间孔**，是侧脑室与第三脑室相通的孔道。扣带回、海马旁回及钩，它们呈半环形，位于大脑与间脑的边缘处，故称**边缘叶**。

（4）大脑半球的下面　在整脑模型上观察，由前部的额叶、中部的颞叶和后部的枕叶构成。在额叶下面前内侧有一椭圆形的**嗅球**，它的后端变细为**嗅束**。

2. 大脑半球的内部结构

（1）大脑皮质和髓质：在大脑半球上部的水平切面标本上观察，可见其周边部分颜色较深，为**大脑皮质**；中央部分颜色较浅为**大脑髓质**，此处髓质主要由胼胝体纤维所构成。在大脑半球较低水平切面标本上观察，可见胼胝体纤维大部横行，在前后端则呈钳状走向两侧额极及枕极。胼胝体为连合左右大脑半球的主要纤维束。

（2）基底核与内囊：在大脑半球中部的水平切面标本上观察，可见髓质中包埋着灰质团块。它们靠近大脑底部，故名**基底核**。借助大脑分离标本和电动脑干模型观察，可见位于背侧丘脑前、上、外、后方的**尾状核**和在背侧丘脑外侧的**豆状核**。

在脑的水平切面标本上，位于尾状核、背侧丘脑与豆状核间有"＞＜"形的白质区，称**内囊**。内囊由前向后分为内囊前肢、内囊膝和内囊后肢。

（3）侧脑室。

二、脑神经

分别在不同的标本和模型上观察 12 对脑神经，同时配合颅底内面观标本观察脑神经出入颅的部位。

Ⅰ：**嗅神经**　在保留鼻中隔的头部矢状切面标本上观察，可见鼻中隔的上部和上鼻甲突起部的黏膜内有 15 ~ 20 条嗅丝，向上穿筛孔，终于嗅球。

Ⅱ：**视神经**　在去眶上壁的标本上观察，可见眼球后极偏内侧有粗大的视神经穿出眼球，经视神经管入颅腔。

Ⅲ：**动眼神经**　在脑干的模型或附有脑神经根的脑干标本上观察，可见动眼神经自中脑脚间窝穿出。换去眶上壁和外侧壁的标本观察，可见动眼神经穿眶上裂入眶达眼的上、下、内直肌，下斜肌和上睑提肌，还有小支与睫状神经节相连（是动眼神经的副交感纤维，换神经元后分布到瞳孔括约肌和睫状肌）。

Ⅳ：**滑车神经**　用同上的标本观察，可见由中脑背侧下丘下方发出的滑车神经，绕大脑脚至腹侧，向前经海绵窦穿眶上裂入眶内，支配上斜肌。

Ⅴ：**三叉神经**　取三叉神经标本和模型观察，可见三叉神经连于脑桥，往前行于颞骨岩部，在硬脑膜下方有膨大的三叉神经节，从节上发出 3 支。

（1）**眼神经**　经眶上裂入眶内，分支分布于眼球、结膜、角膜、泪腺、鼻腔黏膜及鼻背。眼神经的一个终支，名为**眶上神经**，它沿眶上壁下面前行经眶上切迹（或眶上孔）分布于上睑和额顶部皮肤。

（2）**上颌神经**　穿圆孔出颅，经眶下裂入眶改名为眶下神经，分布于眼裂、口裂之间的皮肤。沿途还分支至上颌窦和鼻腔的黏膜及上颌牙齿和牙龈等处。

（3）**下颌神经** 经卵圆孔出颅，其运动纤维支配咀嚼肌；感觉纤维则分布于下颌牙齿、牙龈、颊和舌前 2/3 的黏膜，以及耳前和口裂以下的皮肤。下颌神经的主要分支有**下牙槽神经、舌神经**。

Ⅵ：**展神经** 可在带神经根的脑干标本和去眶上壁的标本上观察。展神经由脑桥延髓沟出脑，经眶上裂入眶内，支配外直肌。

Ⅶ：**面神经** 主要纤维发自脑桥的面神经核，由延髓脑桥沟中出脑，入内耳门（在颞骨模型上观察），经颞骨面神经管，最后出茎乳孔，穿过腮腺，呈放射状分布于面部表情肌等（在面神经和头面部神经模型上观察）。此外，面神经还有内脏感觉（味觉）纤维、内脏运动（副交感）纤维。

Ⅷ：**前庭蜗神经** 包括传导听觉的纤维和传导平衡觉的纤维。在耳模型和内耳透明标本上观察，可见此神经与面神经同行入内耳门，分布到内耳（前庭和耳蜗）。

Ⅸ：**舌咽神经** 由延髓侧面发出后，经颈静脉孔出颅达咽及舌后 1/3。此神经的重要分支是窦神经（颈动脉窦支），沿颈内动脉下行，达颈动脉窦及颈动脉小球。

Ⅹ：**迷走神经** 在头、颈、胸部的标本上观察。此神经在延髓侧面离开脑干，经颈静脉孔出颅，在颈部走在颈总动脉与颈内静脉之间的后方，经胸廓上口入胸腔，经过肺根的后面沿食管下降，经膈的食管裂孔入腹腔。行程中发出许多分支，这里只观察**喉返神经**。左侧喉返神经勾绕主动脉弓，右侧喉返神经勾绕锁骨下动脉，回返向上，行于食管和气管间沟内至咽下缩肌下缘，改称**喉下神经**，分布于大部分喉肌和声门裂以下的喉黏膜。

Ⅺ：**副神经** 翻开胸锁乳突肌向上，其深面相连该肌的神经即副神经。此神经在延髓侧面离开脑干，经颈静脉孔出颅，支配胸锁乳突肌和斜方肌。

Ⅻ：**舌下神经** 在颈部深层标本上观察。首先找到颈外动脉下部，于该动脉前面跨过，连于舌的神经即舌下神经。该神经由延髓锥体外侧离开脑干，经舌下神经管出颅，支配舌外肌。

【实验测试】

测试考核要点：胼胝体、锥体、菱形窝、四叠体、背侧丘脑、外侧膝状体、中央沟、外侧沟、顶枕沟、中央前后回、中央旁小叶、距状沟，视神经、动眼神经、三叉神经及其 3 个分支、面神经、迷走神经、舌下神经。

【复习思考】

1. 什么是基底核？
2. 简述脑干的组成和外形。
3. 简述大脑的外形及内部结构。
4. 眼的视觉、角膜感觉、泪腺分泌及眼肌运动各受何神经支配？
5. 简述舌的神经支配。
6. 某病人因车祸受伤住院，检查发现：病人具有运动性失语症，右上肢有痉挛性瘫痪，肌张力增高，伸舌时舌尖偏向右侧，无舌肌萎缩，右侧面部睑裂以下的面肌瘫痪。试分析可能是什么部位受损，并说明原因。

（答案：左侧大脑半球额下回后部和中央前回中下部）

实验十四　传导通路、内脏神经

【实验目的】

1. 掌握　全身浅感觉的传导路、躯干和四肢意识性的本体觉传导通路、锥体系运动传导通路；内脏神经系统的区分及分布，交感和副交感神经低级中枢的位置。

2. 熟悉　视觉传导通路、瞳孔对光反射通路；内脏运动神经与躯体运动神经的区别；灰、白交通支；交感干的位置和组成。

【实验教具】

1. 交感神经标本；第Ⅲ、Ⅶ、Ⅸ、Ⅹ对脑神经标本。
2. 运动和感觉传导通路及内脏运动神经模型。
3. 运动和感觉传导通路及内脏运动神经图片、视频。

【注意事项】

1. 注意各传导通路模型切面所代表的部位，各传导通路换神经元的位置，传导束是否交叉和交叉部位。

2. 为了建立系统概念，需复习以前学习过的有关内容，如脊髓的侧角、脑干内的副交感神经核及第Ⅲ、Ⅶ、Ⅸ、Ⅹ对脑神经。

【实验步骤与内容】

一、感觉传导通路

(一) 躯干、四肢意识性的本体觉传导通路

在传导通路模型上观察，该通路由 3 级神经元组成。

第 1 级神经元的胞体位于**脊神经节**内。其周围突随脊神经分布至躯干和四肢的肌、腱，以及关节的本体感受器和皮肤的精细触觉感受器。中枢突经后根进入脊髓同侧后索中上行。其中来自脊髓第 4 胸节以下的纤维形成薄束，来自第 4 胸节以上的纤维形成楔束。两束上行至延髓，分别在**薄束核和楔束核换第 2 级神经元**。由薄束核和楔束核发出的纤维向前绕过中央管的腹侧，在中线上与对侧交叉，称**内侧丘系交叉**。交叉后的纤维在中央管两侧上行，称**内侧丘系**，经脑桥和中脑，止于**背侧丘脑**，换**第 3 级神经元**。由背侧丘脑发出的纤维组成丘脑皮质束，经内囊后肢投射到中央后回的上 2/3 和中央旁小叶的后部。

(二) 躯干、四肢的浅感觉传导通路

在传导通路模型上观察该通路亦由 3 级神经元组成。

第 1 级神经元是**脊神经节细胞**，其周围突随脊神经分布至躯干和四肢皮肤内的感受器，中枢突经后根进入脊髓灰质**后角**中换**第 2 级神经元**，由脊髓后角发出的纤维上

升 1～2 个节段经中央管前方的白质前连合交叉到对侧。其中一部分纤维进入外侧索上行，组成脊髓丘脑侧束（传导痛温觉），另一部分纤维进入前索上行，组成脊髓丘脑前束（传导粗触觉）。两束向上经延髓、脑桥和中脑止于**背侧丘脑**，换**第 3 级神经元**。由背侧丘脑发出的纤维组成丘脑皮质束，经内囊后肢投射到中央后回上 2/3 和中央旁小叶的后部。

（三）头面部的浅感觉传导通路

在传导通路模型上观察，该通路亦由 3 级神经元组成。

第 1 级神经元的胞体位于**三叉神经节**内，其周围突经三叉神经分布于头面部皮肤和黏膜的感受器，中枢突经三叉神经根入脑桥，分成短的升支和长的降支（三叉神经脊髓束）。升支传导触觉，止于**三叉神经脑桥核**，降支传导痛、温觉，止于**三叉神经脊束核**。在核中换**第 2 级神经元**。由三叉神经脑桥核和脊束核发出的纤维交叉至对侧组成三叉丘系，向上止于**背侧丘脑**，换**第 3 级神经元**。由背侧丘脑发出的纤维参与丘脑皮质束，经内囊后肢，投射到中央后回下 1/3。

（四）视觉传导通路

用视觉传导通路模型，结合视觉传导通路图观察。

视觉传导通路的感受器为视网膜内的视锥和视杆细胞。**第 1 级神经元和第 2 级神经元**分别是视网膜的**双极细胞和节细胞**，节细胞的轴突在视神经盘处集合向后行，出眼球组成视神经，其中来自视网膜鼻侧半的纤维在视交叉内交叉到对侧；而来自视网膜颞侧半的纤维在视交叉处不交叉走向同侧，与对侧视交叉过来的纤维共同组成视束。视束纤维绕过大脑脚，多数纤维终于**外侧膝状体**，换**第 3 级神经元**。由外侧膝状体发出的纤维组成视辐射经内囊后肢，投射到枕叶距状沟上、下的皮质，即视觉中枢。

二、运动传导通路

（一）锥体系

1. 皮质脑干（核）束　在传导通路模型和脑干电动模型上观察，可见中央前回下部的锥体细胞的轴突集合组成**皮质脑干（核）束**。皮质脑干（核）束的纤维，经内囊膝下行至脑干。其中一部分纤维终止于两侧的躯体运动核（动眼神经核、滑车神经核、展神经核、三叉神经运动核、面神经核的上部、疑核和副神经核）。另一束纤维下行至脑桥下部，止于对侧的面神经核下部和舌下神经核。面神经核上部接受双侧皮质脑干束纤维，其轴突组成面神经运动纤维，支配面上部表情肌；面神经核下部只接受对侧的皮质脑干束纤维，其轴突也组成面神经运动纤维，支配同侧面下部表情肌。舌下神经核也只接受对侧的皮质脑干束纤维，其轴突组成舌下神经，支配同侧舌肌。

2. 皮质脊髓束　在传导通路模型上观察，可见中央前回上、中部和中央旁小叶前部皮质的锥体细胞的轴突集合组成**皮质脊髓束**。皮质脊髓束的纤维在大脑水平切面上经内囊后肢的前部，下行经中脑、脑桥至延髓，构成锥体。在锥体下端，大部分纤维左右交叉后下降至脊髓外侧索中形成**皮质脊髓侧束**。皮质脊髓侧束在下降中陆续直接或间接止于各节的前角运动细胞。在锥体下端没有交叉的纤维下行入脊髓前索，形成**皮质脊髓前**

束，逐节经白质前连合交叉至对侧，止于前角运动细胞。前角运动细胞的轴突参与组成脊神经前根的躯体运动纤维，支配躯干和四肢骨骼肌。

（二）锥体外系

结合图片和模型，认识锥体外系的组成。

三、内脏神经系统

内脏神经系统包括**内脏运动神经**和**内脏感觉神经**。内脏运动神经又分为交感神经和副交感神经。

（一）交感神经

1. 中枢部　在内脏神经模型上观察，交感神经的低级中枢位于脊髓第 1 胸段至第 3 腰段侧角内（$T_1 \sim L_3$）。

2. 周围部

（1）交感神经节　可分为**椎旁节**（借节间支连成交感干）和**椎前节**。

交感干：成对，位于脊柱的两侧，呈串珠状，上起颅底，下至尾骨的前面两干合并，终于 1 个奇神经节。每条交感干各有 19 ~ 24 个椎旁节借节间支相连而成。椎旁节可分为颈部、胸部、腰部、骶部和尾部，其中颈部有 3 对颈神经节，腰部有 4 ~ 5 对腰神经节，骶部有 2 ~ 3 对骶神经节，尾部有 1 个奇神经节。

（2）节前纤维和节后纤维

①**交通支**：第 1 胸髓段至第 3 腰髓段（$T_1 \sim L_3$）脊神经发出白交通支与该段椎旁节相连，各椎旁节均发出灰交通支与全部脊神经相连。

②**内脏大神经**：由第 6 ~ 9 胸交感神经节穿出的节前纤维，向下合并而成。此神经向下穿过膈，终于腹腔神经节。

③**内脏小神经**：由第 10 ~ 11（或 12）胸交感神经节穿出的节前纤维，斜向下合并而成。此神经向下穿过膈，终于主动脉肾神经节。

（二）副交感神经

1. 中枢部　在内脏神经模型和脑干电动模型上观察。副交感神经的低级中枢分为颅部和骶部，其中颅部位于脑干内，骶部位于脊髓第 2 至第 4 骶段（$S_2 \sim S_4$）。

2. 周围部

（1）副交感神经节　可分为**器官旁节**和**器官内节**。

（2）节前纤维和节后纤维　在内脏神经模型和脑干电动模型上观察。颅部副交感神经的节前纤维和节后纤维，分别随第Ⅲ、Ⅶ、Ⅸ、Ⅹ对脑神经走行（可观察和复习上述 4 对脑神经标本）。骶部副交感神经的节前纤维随骶神经前支出骶前孔组成盆内脏神经，参加盆丛。

【实验测试】

测试考核要点：交感干，躯干和四肢浅感觉传导通路，锥体系的组成，视觉传导过程中的 3 级神经元，内侧丘系交叉，锥体交叉，视交叉。

【复习思考】

1. 什么是交感干、节前神经元？
2. 针刺合谷穴（虎口区）时，其皮肤的痛觉如何传至大脑皮质？
3. 以视觉传导通路为依据，论述视交叉纤维损伤可出现哪些症状？为什么？
4. 锥体束的上、下运动神经元损伤，临床表现有何不同？为什么？

实验十五　脑和脊髓的被膜、脑室和脑脊液、脑的血管

【实验目的】

1. 掌握　脑和脊髓被膜的层次名称，脑室的名称、位置，脑脊液的循环途径，大脑动脉环的位置、组成。
2. 熟悉　硬膜外腔、蛛网膜下隙、蛛网膜粒的位置，硬脑膜窦、终池的概念，颈内动脉和椎动脉的主要分支名称，大脑中动脉的分布范围。

【实验教具】

1. 开颅和去椎板显示脑、脊髓被膜的标本，游离硬脑膜标本，脑血管标本。
2. 脑血管模型。
3. 脑和脊髓的被膜、脑室和脑脊液、脑的血管视频。

【注意事项】

本次实验所用的标本容易损坏，应特别注意保护，观察血管时切忌用力牵拉。

【实验步骤与内容】

一、脑和脊髓的被膜

取已开颅和去掉椎板的标本及离体脑膜标本观察。

（一）硬膜

硬膜可分为**硬脑膜**和**硬脊膜**。

1. 硬脑膜　贴附在颅骨内面，为一层较厚且坚韧而致密的膜，即为**硬脑膜**。此膜外面粗糙，内面光滑。在颞部撕开硬脑膜对光亮处观察，可见脑膜中动脉的分支。硬脑膜在相当于矢状缝处有一形如镰刀状向下垂的皱襞称**大脑镰**，伸入大脑纵裂中；在相当于横窦沟处的硬脑膜伸入大、小脑之间，称**小脑幕**。硬脑膜在某些部位两层分开，其内面衬以内皮细胞，内含静脉血，形成硬脑膜窦。主要有：**上矢状窦**位于大脑镰的上缘；**直窦**在大脑镰与小脑幕连接处；**横窦**位于颅骨横窦沟内；**乙状窦**位于乙状窦沟内。

2. 硬脊膜　**硬脊膜**是脊髓最外面的一层被膜，上端附于枕骨大孔的边缘，与硬脑膜相续；下端于第2骶椎水平以下变细，包裹终丝，附于尾骨。硬脊膜与椎管内面骨膜之间的腔隙称**硬膜外隙**。

（二）蛛网膜

蛛网膜位于硬膜的深面，是一层透明的薄膜，跨越脑和脊髓的沟裂。在上矢状窦两旁，蛛网膜部分向上矢状窦突入，形成**蛛网膜粒**。蛛网膜与软膜间的空隙称**蛛网膜下隙**。此腔在脊髓末端与第 2 骶椎水平之间的一段称**终池**。

（三）软膜

软膜紧贴于脑和脊髓表面，并伸入沟裂之间，分别称**软脑膜**和**软脊膜**。软脑膜还参与构成**脉络丛**；在侧脑室、第三脑室和第四脑室等处可见到脉络丛。

二、脑室和脑脊液

（一）脑室

脑室为脑内的腔隙，包括**侧脑室、第三脑室**和**第四脑室**。

侧脑室位于大脑半球内，左右各一，分为 4 部分：中央部在顶叶内，前角伸入额叶内，后角伸入枕叶内，下角伸入颞叶。**第三脑室**为两侧背侧丘脑和下丘脑之间的裂隙。**第四脑室**位于脑桥、延髓与小脑之间。

（二）脑脊液

脑脊液由脉络丛产生，其中以侧脑室脉络丛产生脑脊液量最多（95%）。脑脊液的循环途径：左、右侧脑室脉络丛产生的脑脊液，经左、右室间孔流入第三脑室，与第三脑室脉络丛产生的脑脊液一起，经中脑水管流入第四脑室，然后与第四脑室脉络丛产生的脑脊液一起经第四脑室正中孔和两外侧孔流入蛛网膜下隙，最后经蛛网膜粒渗入硬脑膜窦中。

三、脑的血管

（一）脑的动脉

脑的动脉来源于**椎动脉**和**颈内动脉**。在脑的底面标本或脑模型上观察。

1. 椎动脉　在脑桥基底沟内，左右椎动脉合成一条**基底动脉**，在脑桥上缘发出**左、右大脑后动脉**，分布于枕叶和颞叶。

2. 颈内动脉　经颈动脉管进入颅腔，在视交叉外侧处分为**大脑前动脉**和**大脑中动脉**。轻轻分开大脑额叶处的大脑纵裂，可见大脑前动脉行于其内，并可见连于两者之间的小动脉，为**前交通动脉**。大脑中动脉行于大脑外侧沟。在颈内动脉与大脑后动脉之间有**后交通动脉**。

大脑后动脉、后交通动脉、颈内动脉、大脑前动脉、前交通动脉在脑底共同围成环状，故称**大脑动脉环**。

（二）脑的静脉

脑的静脉可分浅、深 2 种。浅静脉位于脑的表面，收集皮质及皮质下白质的静脉血；深静脉收集大脑深部的静脉血，两种静脉均注入附近的硬脑膜窦。

【实验测试】

测试考核要点：硬脑膜、硬脊膜、大脑镰、上矢状窦、小脑幕、蛛网膜粒、侧脑室、第三脑室、第四脑室、大脑中动脉、颈内动脉、终池。

【复习思考】

1. 名词解释：硬膜外隙；蛛网膜下隙。
2. 脑和脊髓的被膜由外向内依次是什么？
3. 试述脑脊液的产生及其循环途径。
4. 脑的动脉来源如何？大脑动脉环如何构成？

实验十六＊　几个重要断面的解剖观察

【实验目的】

1. 掌握　臂、前臂、大腿、小腿中部横断面，经内囊横断面的主要结构，经第3、4腰椎棘突之间（腰穿处）横断面的主要结构，足三里穴、内关穴及腰穿的进针层次。
2. 熟悉　经心四腔、阳陵泉、三阴交穴横断面的主要结构。

【实验教具】

1. 低温冰柜（-32℃）、带锯机、模型、图片等。
2. 完整人体标本（-32℃）、局解示教标本。
3. 1.5 ~ 2寸不锈钢毫针，红色、白色、蓝色、黄色等油画颜料各1管，毛笔4支。

【注意事项】

1. 体表定穴要准确。
2. 冰冻要彻底，以免切割时损坏标本。
3. 切割后趁未解冻时立即平放于解剖台上，以免造成自然结构的移位。

【实验步骤与内容】

一、实验步骤

1. 选择标本　选择人体标本4具（男女各2具），新鲜为宜，或灌注、固定良好的标本。要求体型适中、身长160 ~ 170cm，标本完整。
2. 断面定位和定穴　在人体标本上对需做断面处进行标记，用红色油画颜料在皮肤上着色。穴位处则用蓝色油画颜料做皮肤穴点标记。穴位定穴如下。
（1）内关穴　仰掌，位于前臂正中，腕横纹上2寸（三横指），在桡侧腕屈肌腱与掌长肌腱之间。
（2）足三里穴　胫骨粗隆下缘外侧一横指处取足三里穴，或先定犊鼻穴（外膝眼），在其直下 3 寸，胫骨前缘外侧一横指的凹陷处。

（3）**阳陵泉穴**　在腓骨头前下方凹陷中取穴。

（4）**三阴交穴**　在内踝尖上 3 寸，当胫骨内后缘。

3. 冰冻　将标本放入 –32℃低温冰箱内连续冰冻 4 天以上。

4. 切割　在皮肤标记处，用人体标本带锯机切割相应断面（头部、胸部横断面需做连续断面）。在皮肤穴点处，根据临床针刺角度（多为直刺）进行切割。

5. 针刺并观察　将切割所得穴位断面标本平置于解剖台上，用1.5 ~ 2 寸不锈钢毫针经皮肤着色点进针，仔细观察针尖依次通过的各层次解剖结构。

6. 穴位断面结构的标定　辨认清楚穴位断面针刺各层解剖结构后，用不同的油画颜料进行相关结构的标定，其中以白色油画颜料标定肌间隔，红色油画颜料标定动脉，蓝色油画颜料标定静脉，黄色油画颜料标定神经。

二、观察断面解剖结构

各个断面主要结构如下。

1. 臂中部横断面　皮肤、浅筋膜、三角肌、肱二头肌、肱肌、肱动脉、肱静脉、桡神经、尺神经、正中神经等。

2. 前臂中部横断面　皮肤、浅筋膜、肱桡肌、桡侧腕屈肌肌腱、掌长肌肌腱、尺侧腕屈肌、指浅屈肌、正中神经、桡动脉、桡静脉、桡神经、尺动脉、尺静脉、尺神经、指深屈肌、拇长屈肌、旋前方肌、桡侧腕长伸肌、桡侧腕短伸肌、指伸肌、小指伸肌、尺侧腕伸肌、旋后肌、拇长展肌、拇短伸肌、拇长伸肌和示指伸肌等。

3. 大腿中部横断面　皮肤、浅筋膜、股四头肌、缝匠肌、股二头肌、股动脉、股静脉、半腱肌、半膜肌、长收肌、大收肌等。

4. 小腿中部横断面　皮肤、浅筋膜、大隐静脉、胫骨前肌、蹬长伸肌、趾长伸肌、胫前动脉、胫前静脉、腓深神经、腓浅神经、胫后动脉、胫后静脉、胫神经、腓骨长肌、腓骨短肌、小腿三头肌、趾长屈肌、胫骨后肌和蹬长屈肌等。

5. 经内囊横断面　额叶、颞叶、枕叶、侧脑室前后角、背侧丘脑、尾状核、豆状核、内囊前肢、内囊膝、内囊后肢、胼胝体等。

6. 经心四腔横断面　左心房、左心室、右心房、右心室、房间隔、室间隔、左右冠状动脉、三尖瓣、二尖瓣、腱索、乳头肌等。

7. 经**内关穴**横断面　由浅至深可见如下解剖结构。

（1）皮肤　内有臂内侧皮神经和前臂内侧皮神经。

（2）浅筋膜　内有上述皮神经的分支。

（3）桡侧腕屈肌肌腱与掌长肌肌腱　针在两肌腱之间通过，两肌由正中神经支配。

（4）指浅屈肌　由正中神经支配，神经纤维来自第 7、8 颈神经和第 1 胸神经。

（5）正中神经干及正中动脉尺侧　针尖稍偏向桡侧，可刺中正中神经干，出现触电感。

（6）指深屈肌　由正中神经支配。

（7）旋前方肌　由正中神经支配。深面为前臂骨间膜，穿过该膜则透刺外关穴。

8. 经**足三里穴**横断面　由浅至深可见如下解剖结构。

（1）皮肤　内有腓肠外侧皮神经。

（2）浅筋膜　内有上述皮神经的分支。

（3）胫骨前肌　由腓深神经支配。

（4）胫前动、静脉　位于针尖的外侧。

（5）小腿骨间膜　为一坚韧的纤维膜，连结于胫骨与腓骨两骨的骨间嵴之间。膜的前面由腓深神经的分支支配，膜的后面有胫神经的分支支配。

（6）胫骨后肌　位于小腿骨间膜的后面、趾长屈肌与踇长屈肌之间，由胫神经支配。

（7）胫后动、静脉和胫神经　针刺2寸以上并稍向内时，可刺中这些结构。

9. 经**阳陵泉穴**横断面　皮肤、浅筋膜、腓骨长肌、趾长伸肌、胫腓关节等。

10. 经**三阴交穴**横断面　皮肤、浅筋膜、趾长屈肌、胫骨后肌、踇长屈肌等。

11. 经第3、4腰椎棘突之间（腰穿处）横断面　皮肤、浅筋膜、棘上韧带、棘间韧带、黄韧带、硬膜外隙、硬脊膜、蛛网膜、蛛网膜下隙。

【 **实验测试** 】

测试考核要点：侧脑室前后角、背侧丘脑、尾状核、豆状核、内囊前肢、内囊膝、内囊后肢。

【 **复习思考** 】

1. 试述足三里穴的进针层次。

2. 试述腰椎穿刺术（腰穿）的进针层次。

第二篇 解剖生理学（解剖部分） ▷▷▷▷

....

解剖生理学（解剖部分）是研究正常人体形态结构的一门科学，是一门实践性很强的学科。本实验教程以把理论与实践有机结合为目标，扼要地介绍了人体解剖结构的观察要点。学生根据实验步骤与内容，找到相应的标本，就能观察到人体各个系统器官的主要结构。

根据实验大纲要求，本篇安排了 4 个实验。主要是为医学院校中药学、药学、制药工程等非医学专业准备的，由于这些专业课时安排紧，观察内容又较多，因此一本操作性强的实验教程将为学生的实验提供有力的指导，既节省了时间，又有利于学生的自学。

实验一 运动系统

【实验目的】

1.掌握 骨及关节的构造；躯干骨、上肢骨、下肢骨和颅骨的名称、数目、位置；脊柱的组成、椎间盘的结构，肩关节、髋关节、膝关节及颞下颌关节的组成、结构特点和运动方式；斜方肌、背阔肌、胸大肌、膈、腹直肌、腹外斜肌、腹内斜肌、腹横肌、胸锁乳突肌、三角肌、肱二头肌、肱三头肌、臀大肌、股四头肌、小腿三头肌的位置与作用。

2.熟悉 以下各骨的主要形态结构：椎骨、胸骨、肋、肩胛骨、肱骨、桡骨、尺骨、髋骨、股骨、胫骨、腓骨；脊柱的作用、运动方式，胸廓及骨盆的组成。

【实验教具】

1.新鲜猪股骨，整颅标本与分离颅骨标本，人体全身骨架；脊柱完整标本与正中矢状切标本，肩关节、髋关节、膝关节及颞下颌关节完整标本与切开标本，胸廓及骨盆完整标本；骨骼肌标本。

2.运动系统全套图片（包括骨学、关节及骨骼肌）。

【注意事项】

1.人体全身骨架为穿制而成，注意不要在骨与骨的连接处暴力扭转，以免造成断裂。

2.整体颅标本的眶内侧壁非常脆薄，严禁用手指伸入眶内捏拿此处。观察整颅时，应用手掌托住观察。颅的正中矢状切标本在鼻腔外侧壁处十分脆薄，应注意勿损坏。泪骨、下鼻骨、犁骨和舌头骨很小，注意勿损坏或丢失。

3. 注意爱护标本、模型，不要过分用力拉扯关节囊和肌肉，防止损坏。

【实验步骤与内容】

一、骨

（一）骨的构造

在新鲜猪股骨标本上观察，包括**骨膜**、**红骨髓**、**黄骨髓**、**骨松质**、**骨密质**。

（二）躯干骨

1. **椎骨**　由前方短圆柱形的椎体和后方板状的椎弓组成。**椎体**是椎骨负重的主要部分，内部充满骨松质，表面的骨密质较薄，上下面皆粗糙，借椎间纤维软骨与邻近椎骨相接。椎体后面微凹陷，与椎弓共同围成**椎孔**。各椎孔贯通，构成容纳脊髓的**椎管**。由椎弓发出 7 个突起：**棘突** 1 个，**横突** 1 对，**关节突** 2 对。**骶骨**由 5 块骶椎融合而成，呈三角形，底在上，尖向下。骶管由骶椎的椎孔长合而成，上通椎管。**尾骨**由 4 ~ 5 块退化的尾椎愈合而成。

2. **胸骨**　位于胸前壁正中，前凸后凹，由上而下可分为柄、体和剑突 3 部分。柄与体连接处微向前突，称**胸骨角**，可在体表触及，平对第 2 肋，是计数肋的重要标志。

3. **肋**　由肋骨和肋软骨组成，共 12 对。

（三）上肢骨

1. **锁骨**　位于胸廓前上部两侧，内侧端与胸骨相连，外侧端与肩胛骨的肩峰相连，全长可在皮下摸到。

2. **肩胛骨**　呈三角形，位于胸廓后外上方，介于第 2 ~ 7 肋之间，有三缘、三角和两面。外侧角有**关节盂**与肱骨头形成肩关节。后面被一横列的**肩胛冈**分成上方的**冈上窝**和下方的**冈下窝**，肩胛冈的外侧端向前外伸展，高耸在关节盂上方称为**肩峰**，与锁骨相关节。

3. **肱骨**　上端有朝向上后内方呈半球形的**肱骨头**，与肩胛骨的关节盂相关节。肱骨体中部外侧面有粗糙的**三角肌粗隆**，为三角肌附着处。后面中部，有一自内上斜向外下的浅沟，称**桡神经沟**，桡神经沿此沟经过。下端内后方有一浅沟，称**尺神经沟**，尺神经由此经过。

4. **桡骨**　位于前臂外侧，上端膨大称**桡骨头**，其内下方有突起的**桡骨粗隆**。

5. **尺骨**　居前臂内侧，上端的突起称**鹰嘴**。

6. **手骨**　分为腕骨、掌骨和指骨。

（四）下肢骨

1. **髋骨**　由髂骨、耻骨和坐骨组成，朝向下外的深窝称**髋臼**；前下部有一大孔称**闭孔**。

2. **股骨**　是人体最长最结实的长骨，长度约为体高的 1/4，上端有朝向内上前的**股骨头**，与髋臼相关节。头下外侧的狭细部称**股骨颈**。

3. **髌骨**　略呈三角形，位于股四头肌肌腱内，参与膝关节的构成。

4. **胫骨**　位于小腿内侧，其内下方有一突起称**内踝**。

5. **腓骨**　位于小腿外侧，上端稍膨大称**腓骨头**，下端膨大形成**外踝**。

6. **足骨**　分为跗骨、跖骨及趾骨。

（五）颅骨

颅骨共 23 块（另有 6 块听小骨），包括 8 块**脑颅骨**和 15 块**面颅骨**。脑颅骨中不成对的有**额骨**、**筛骨**、**蝶骨**和**枕骨**，成对的有**颞骨**和**顶骨**。面颅骨中成对的有**上颌骨**、**腭骨**、**颧骨**、**鼻骨**、**泪骨**及**下鼻甲骨**，不成对的有**犁骨**、**下颌骨**和**舌骨**。

二、关节

（一）关节的构造

从任意一切开的关节标本观察关节的基本构造，包括关节头、关节窝、关节软骨、关节囊、关节腔和韧带。

（二）脊柱

脊柱由各块椎骨借韧带、椎间盘和关节相连而成。**椎间盘**是连结相邻两个椎体的纤维软骨盘，成人有 23 个椎间盘，由中央的髓核和周围的纤维环组成。脊柱全长有颈、胸、腰、骶 4 个生理性弯曲。

（三）主要的关节

1. **肩关节**　由肱骨与肩胛骨构成，为全身最灵活的关节，可做屈、伸、收、展、旋内、旋外及环转运动等各种运动。

2. **髋关节**　由髋骨与股骨构成，运动方式与肩关节相同，运动范围较肩关节小，但稳固性强。

3. **膝关节**　由股骨、胫骨和髌骨构成，是人体内最大最复杂的关节，可做屈、伸运动。

4. **颞下颌关节**　由颞骨和下颌骨构成，属于联合关节。

三、骨骼肌

（一）躯干肌

1. **斜方肌**　位于项部和背上部的浅层，为三角形的扁肌，左右两侧合在一起呈斜方形，主要作用为使肩胛骨向脊柱靠拢。

2. **背阔肌**　为全身最大的扁肌，位于背的下半部及胸的后外侧，作用是使肱骨内收、旋内和后伸。当上肢上举固定时，可引体向上。

3. **胸大肌**　呈扇形，覆盖胸廓前壁的大部，作用是使肩关节内收、旋内和前屈。如上肢固定，可上提躯干，与背阔肌一起完成引体向上的动作，也可提肋助吸气。

4. **膈**　是位于胸腹腔之间的向上呈穹窿形的扁肌，肌纤维起自胸廓下口的周缘和腰椎前面，向中央移行于**中心腱**。膈上有 3 个孔裂，分别为**主动脉裂孔**、**食管裂孔**和**腔静**

脉孔。膈为主要的呼吸肌，收缩时助吸气，松弛时助呼气。膈收缩时还能增加腹压，协助排便、呕吐、咳嗽、喷嚏及分娩等活动。

5. **腹直肌**　位于腹前壁正中线两旁的扁肌，其外侧还有三层扁肌，由外向内依次为**腹外斜肌**、**腹内斜肌**和**腹横肌**。

（二）四肢肌

1. **三角肌**　位于肩部，呈三角形，主要作用是使肩关节外展。
2. **肱二头肌**　位于肱骨前方，呈梭形，起端有 2 个头，主要作用为屈肘关节。
3. **肱三头肌**　位于肱骨后方，起端有 3 个头，主要作用为伸肘关节。
4. **臀大肌**　位于臀部皮下，大而肥厚，形成特有的臀部隆起，作用为使髋关节伸和旋外。下肢固定时，能伸直躯干，防止躯干前倾，是维持人体直立的重要肌肉。
5. **股四头肌**　位于大腿前方，是全身最大的肌，有 4 个头，即股直肌、**股内侧肌**、**股外侧肌**和**股中间肌**，主要作用是伸膝关节。
6. **小腿三头肌**　位于小腿后方，由浅表的**腓肠肌**和深处的**比目鱼肌**构成，其下方粗大的肌腱称**跟腱**，主要作用是屈踝关节。

（三）头颈肌

胸锁乳突肌　在颈部两侧皮下，作用是维持头正常的位置，并能使头后仰。

【实验测试】

测试考核要点：肱骨头、股骨头、蝶骨、椎间盘、肩关节、髋关节、膝关节、背阔肌、胸大肌、膈、股四头肌。

【复习思考】

1. 名词解释：骨膜；骨髓；椎孔；椎管。
2. 写出脑颅骨、面颅骨的名称和数目。
3. 试述肩、髋、膝关节的组成和运动方式。

实验二　消化、呼吸、泌尿、生殖系统

【实验目的】

1. 掌握

（1）消化系统的组成；口腔分部、咽峡的组成、牙的形态结构、腭扁桃体的位置，舌的分部和舌乳头功能；腮腺的位置和腺管开口部位，下颌下腺及舌下腺的位置；咽的位置及分部；食管的 3 个狭窄的部位及临床意义；胃的形态、分部、位置与胃壁的构造；小肠的分部（包括十二指肠的分部）、十二指肠大乳头开口部位；大肠的分部和位置、阑尾的位置及其根部的体表投影、直肠的位置及外形；肝的形态、结构、位置；胆囊的位置、分部；胰的位置、胰管开口部位。

（2）呼吸系统、泌尿系统和生殖系统的组成；鼻的分部；喉的位置，喉软骨的名称，前庭襞、声襞、前庭裂、声门裂的概念；气管的位置，左右主支气管的特点；肺的形态、位置及分叶。

（3）肾的形态、位置及内部结构；输尿管3个生理狭窄的位置及临床意义；膀胱形态结构及位置；女性尿道的特点。

（4）睾丸及附睾的位置、功能；输精管的行程及分段；射精管的组成及开口部位；前列腺的位置；男性尿道的分部；卵巢的位置、形态；输卵管的位置、分部；子宫的形态、分部、位置及姿势。

2.熟悉 肝、胆囊的主要功能、胆汁排出途径；肝外胆道的组成及开口部位；胰的一般功能及形态；腹膜的概念及一般功能；鼻甲与鼻道的概念，鼻旁窦的位置与开口；胸膜的概念；阴茎及阴囊的形态、构造；乳房的位置和形态结构。

【实验教具】

1.打开胸、腹腔的整体标本；消化系统、呼吸系统、泌尿系统及生殖系统全套游离标本；头颈正中矢状切标本；三大唾液腺及导管标本；切开的十二指肠、直肠及肛管标本；离体喉、气管、支气管、肺标本；切开的喉、膀胱、睾丸标本；肾冠状切标本；阴茎横断标本；完整的男性及女性泌尿、生殖系统标本及模型各1套。

2.口腔、咽、肝、胰、喉、气管、支气管、肺、肾模型。

3.消化系统、呼吸系统、泌尿系统及生殖系统全套图片。

【注意事项】

1.除观察标本以外，对于口腔、牙、舌、口咽要重视，相互做活体观察。

2.观察时动作要轻，以免损坏标本。观察时应将各器官放置于原位；注意将游离标本与整体标本相互对照进行观察。结合不同的标本观察相应的结构，未经许可不能随意切开标本显露深面结构。

【实验步骤与内容】

一、消化系统

（一）消化管

消化管可分为口腔、咽、食管、胃、小肠（十二指肠、空肠、回肠）和大肠（盲肠、阑尾、结肠、直肠、肛管）。临床上通常把从口腔到十二指肠的这部分管道称**上消化道**，空肠以下的部分称**下消化道**。

1.**口腔** 是消化管的起始部，借上、下牙弓和牙龈分为前外侧部的**口腔前庭**和后内侧部的**固有口腔**。后部有垂向下方的突起，称**腭垂**，其两侧向下方分别形成2条黏膜皱襞，前方的一对为**腭舌弓**，后方的一对为**腭咽弓**。两弓间的三角形凹陷区称**扁桃体窝**，窝内容纳腭扁桃体。腭垂、腭舌弓及舌根共同围成**咽峡**，它是口腔和咽之间的分界。口腔中的牙是人体最坚硬的器官，由**牙冠**、**牙根**和**牙颈**3部分构成，人的一生有乳牙和恒牙两套。**舌**位于口腔底，分**舌体**和**舌根**两部分，二者在舌背以向前开放的"V"字形的**界沟**为界。舌为肌性器官，表面覆着舌黏膜，上面有大量**舌乳头**，包括**丝状乳头**、**菌状**

乳头、**叶状乳头**和**轮廓乳头**。**唾液腺**位于口腔周围，能分泌并向口腔内排泄唾液。主要有 3 对**大唾液腺**，分别为**腮腺**、**下颌下腺**和**舌下腺**。其中腮腺位于耳郭前下方，有腮腺导管开口于口腔颊黏膜上，下颌下腺位于下颌骨下方，舌下腺位于舌下。

2. **咽**　是消化管上端扩大的部分，是消化管与呼吸道的共同通道，可分为鼻咽、口咽和喉咽 3 部分。

3. **食管**　是一前后扁平的肌性管状器官，是消化管各部中最狭窄的部分。全场有 3 处生理性狭窄，分别位于食管的起始处、食管在左主支气管的后方与其交叉处、食管通过膈的食管裂孔处。上述狭窄部是食管异物易滞留和食管癌的好发部位。

4. **胃**　是整个消化管最膨大的一段，大部分在左季肋区，小部分在腹上区。形态上存在 2 口（**贲门**、**幽门**）、2 壁（**前壁**、**后壁**）及 2 缘（**胃大弯**、**胃小弯**），并可分为 4 部（**贲门部**、**胃底**、**胃体**、**幽门部**）。胃壁分为 4 层，由内向外依次为黏膜层、黏膜下层、肌层和外膜。

5. **小肠**　全长 5 ~ 7m，为消化道中最长的一段，是消化吸收的主要场所，可分为**十二指肠**、**空肠**和**回肠** 3 部分。**十二指肠**整体上呈 "C" 形，包绕胰头，可分上部、降部、水平部和升部 4 部。其中降部肠管上有隆起的**十二指肠大乳头**，有胆总管和胰管的共同开口。**空肠和回肠**位于腹腔的中部和下部，周围为大肠所环抱。空肠约占空回肠全长的上 2/5，回肠约占空回肠全长的下 3/5。

6. **大肠**　是消化管的下段，全长 1.5m，围绕于空、回肠的周围，可分为**盲肠**、**阑尾**、**结肠**、**直肠**和**肛管** 5 部分。阑尾为退化的肠管，连于盲肠下端后内侧壁上。阑尾根部的体表投影点，通常在右髂前上棘与脐连线的中、外 1/3 交点处，该点称 **McBurney 点**。**直肠**位于骶骨前面，全长有 2 个生理弯曲，即**骶曲**和**会阴曲**。

（二）消化腺

1. **肝**　是人体内最大的腺体，也是最大的消化腺。在膈下方，大部分位于右季肋区和腹上区，小部分位于左季肋区。肝呈不规则的楔形，可分为上、下两面，前、后两缘。下面又称**脏面**，中央凹陷，称**肝门**，有左右肝管、肝固有动脉及肝门静脉等出入。肝的主要功能为参与物质代谢及分泌胆汁。

2. **胆囊**　位于肝的脏面胆囊窝内，分底、体、颈、管 4 部分，主要作用为储存及浓缩胆汁。**肝外胆道系统**是指走出肝门之外的胆道系统而言，包括胆囊和输胆管道（肝左管、肝右管、肝总管和胆总管）。这些管道与肝内胆道一起，将肝分泌的胆汁经十二指肠大乳头输送到十二指肠。

3. **胰**　是人体第二大消化腺，位于左季肋区，位于胃的后方，在第 1、2 腰椎水平横贴于腹后壁，分头、体、尾 3 部分，其中胰头被十二指肠包绕，有胰管贯穿全长，其与胆总管汇合后，将胰液经十二指肠大乳头输送到十二指肠。

（三）腹膜

腹膜为覆盖于腹、盆腔壁内面和腹、盆腔脏器表面的一层薄而光滑的浆膜，呈半透明状。

衬于腹、盆腔壁的腹膜称为**壁腹膜**，由壁腹膜返折并覆盖于腹、盆腔脏器表面的腹膜称为**脏腹膜**。壁腹膜和脏腹膜互相延续、移行，共同围成不规则的潜在性腔隙，称为

腹膜腔。腹膜具有分泌、吸收、保护、支持、修复及防御等功能。腹膜在体内会形成很多特殊结构，如网膜、系膜、陷凹等。

二、呼吸系统

呼吸系统由肺外呼吸道和肺组成。

（一）呼吸道

呼吸道包括**鼻、咽、喉、气管**及**支气管**等。通常称鼻、咽、喉为**上呼吸道**，气管和各级支气管为**下呼吸道**。

1. **鼻**　分为外鼻、鼻腔和鼻旁窦 3 部分。鼻腔外侧壁自上而下可见上、中、下 3 个**鼻甲**突向鼻腔，3 个鼻甲下方分别为上、中、下鼻道。**鼻旁窦**是鼻腔周围含气颅骨的腔，开口于鼻腔，共有 4 对，包括额窦、筛窦、蝶窦和上颌窦。其中**额窦**位于额骨内，开口于中鼻道。**筛窦**位于筛骨内，分为**前筛窦、中筛窦**和**后筛窦**，前筛窦和中筛窦开口于中鼻道，后筛窦开口于上鼻道。**蝶窦**位于蝶骨内，开口于蝶筛隐窝。**上颌窦**位于上颌骨内，开口于中鼻道。

2. **咽**　见消化系统。

3. **喉**　喉的支架是喉软骨，由**甲状软骨、环状软骨、会厌软骨**和成对的**杓状软骨**等构成。**喉腔**是由喉软骨、韧带和纤维膜、喉肌、喉黏膜等围成的管腔。其两侧壁上有呈矢状位的上、下两对黏膜皱襞，上方的称前庭襞，下方的称声襞，两两之间形成**前庭裂**和**声门裂**。声门裂是喉腔最狭窄之处。

4. **气管**　由气管软骨作为支架，往下分叉为左、右主支气管。

5. **主支气管**　左右各一，**左主支气管**细、长而走行较水平，**右主支气管**粗、短而走行较垂直。

（二）肺

肺位于胸腔内，在膈肌的上方，纵隔的两侧。外形上呈半圆锥形，包括一尖（**肺尖**）、一底（**肺底**）、两面（**肋面、纵隔面**）、三缘（**前缘、后缘、下缘**）。其中纵隔面中央有椭圆形凹陷，称肺门，有肺动脉、肺静脉及左右主支气管等出入。左肺由**斜裂**分为上、下 2 叶，右肺由**斜裂**和**水平裂**分为上、中、下 3 叶。

（三）胸膜

胸膜是衬覆于胸廓内面和肺表面的一层浆膜。被覆于胸壁内面、纵隔两侧面和膈上面及突至颈根部等处的胸膜部分称**壁胸膜**，覆盖于肺表面的称**脏胸膜**，两层胸膜之间密闭、狭窄、呈负压的腔隙称**胸膜腔**。

三、泌尿系统

泌尿系统由肾、输尿管、膀胱和尿道组成。

（一）肾

肾位于腹后壁，脊柱两侧，右肾比左肾约低半个椎体。形似蚕豆，内侧缘中部凹陷处称**肾门**，有肾静脉、肾动脉和肾盂等出入。肾实质可分为位于表层的**肾皮质**和深层的**肾髓质**。肾髓质可见多个呈圆锥形、底朝皮质、尖向肾门的**肾锥体**，2～3个肾锥体尖端合并成**肾乳头**，并突入**肾小盏**，肾乳头顶端有许多小孔称**乳头孔**，肾产生的终尿就是经乳头孔流入肾小盏内。2～3个肾小盏合成一个**肾大盏**，再由2～3个肾大盏汇合形成一个**肾盂**。

（二）输尿管

输尿管是成对的肌性管道，全程有3处生理狭窄，分别位于肾盂与输尿管移行处、骨盆上口处、斜穿膀胱壁处，均为泌尿系统结石容易嵌顿之处。

（三）膀胱

膀胱是储存尿液的肌性囊状器官，位于盆腔前部，耻骨联合的后方。空虚的膀胱近似锥体形，分尖、体、底和颈4部分。在膀胱底内面，有一个呈三角形的区域，位于左、右**输尿管口**和**尿道内口**之间，此处膀胱黏膜与肌层紧密连接，缺少黏膜下层组织，无论膀胱扩张或收缩，始终保持平滑，称**膀胱三角**，是肿瘤、结核和炎症的好发部位。

（四）女性尿道

女性尿道较男性尿道短、宽而直。

四、生殖系统

生殖系统包括男性生殖系统和女性生殖系统，二者均由**内生殖器**和**外生殖器**构成。内生殖器由生殖腺、生殖管道和附属腺组成，外生殖器则以两性交接的器官为主。生殖系统的功能是繁殖后代和形成并保持第二性征。

（一）男性生殖器

1.男性内生殖器　由生殖腺（睾丸）、输精管道（附睾、输精管、射精管、男性尿道）和附属腺（精囊、前列腺、尿道球腺）组成。

（1）**睾丸**　位于阴囊内，左、右各一，呈微扁的椭圆形，其内部的**精曲小管**产生精子，**间质细胞**分泌雄性激素。

（2）**附睾**　呈新月形，紧贴睾丸的上端和后缘，为暂时储存精子的器官，分泌的附睾液供给精子营养，促进精子进一步成熟。

（3）**输精管**　呈坚实的圆索状，依其行程可分为4部，即睾丸部、精索部、腹股沟管部和盆部，进入盆腔到达膀胱后方。

（4）**射精管**　由输精管的末端与精囊腺导管汇合，共同形成射精管，穿过前列腺，开口于尿道。

（5）**精囊**　位于膀胱底与直肠之间，是一对长椭圆形囊状器官。下端为排泄管，与输精管末端汇合成射精管。

（6）**前列腺**　位于膀胱底与尿生殖膈之间，呈板栗状，上端宽大，下端尖细，体的后面正中有一浅的前列腺沟。

（7）**尿道球腺**　（略）。

2.男性外生殖器　包括阴囊和阴茎。

（1）**阴囊**　是位于阴茎后下方的囊袋状结构，由皮肤和肉膜组成。

（2）**阴茎**　分为头、体和根 3 部分，由 2 条阴茎海绵体和 1 条尿道海绵体组成，外包筋膜和皮肤。

3.男性尿道　比较长，可分为前列腺部、膜部和海绵体部 3 部分，全长有 2 个生理弯曲，即耻骨下弯和耻骨前弯。

（二）女性生殖器

1.女性内生殖器　由生殖腺（卵巢）、输送管道（输卵管、子宫和阴道）及附属腺（前庭大腺）组成。

（1）**卵巢**　左右各一，位于盆腔内，紧贴盆腔侧壁相当于髂内、外动脉的夹角处，呈扁卵圆形，可产生卵子，并分泌雌激素。

（2）**输卵管**　是输送卵子的肌性管道，位于子宫阔韧带的上缘内。由内侧向外侧分为 4 部，即子宫部、峡部、壶腹部和漏斗部。

（3）**子宫**　位于盆腔中央，是产生月经和孕育胎儿的场所。成人未孕子宫呈前后稍扁、倒置的梨形，可分为底、体、颈 3 部分。正常成人子宫在体内呈**前倾前屈位**，即人体直立时，整个子宫向前倾倒，子宫体与子宫颈之间、子宫和阴道之间均形成向前的夹角。

（4）**阴道**　为前后略扁的肌性管道。

2.女性外生殖器　即女阴，包括阴阜、大阴唇、小阴唇和阴蒂等。

附：**乳房**　位于胸前部，胸大肌和胸筋膜的表面，呈半球形，紧张而有弹性。由皮肤、皮下脂肪、纤维组织和乳腺构成。每个乳房内有 15 ~ 20 个**乳腺叶**，每个乳腺叶又分为若干**乳腺小叶**。乳腺叶内有一个排泄管，称为**输乳管**，行向乳头，输送乳汁。

【**实验测试**】

测试考核要点：贲门、十二指肠大乳头、肝门、胆囊、甲状软骨、肺尖、肾门、膀胱三角、精曲小管、前列腺、阴茎、子宫、输卵管。

【**复习思考**】

1.名词解释：肝门；肾门。

2.食管的生理狭窄各位于何处？有何临床意义？

3.试述鼻旁窦的名称及其开口部位。

4.输尿管的生理狭窄各位于何处？有何临床意义？

实验三　循环系统、内分泌系统、感觉器

【**实验目的**】

1.掌握　心的位置、外形、各腔结构、传导系及心的动脉；主动脉、颈总动脉、颈内动脉、颈外动脉、锁骨下动脉、腋动脉、肱动脉、桡动脉、尺动脉、腹腔干、肠系膜

上动脉、肠系膜下动脉、肾动脉、髂总动脉、髂内动脉、髂外动脉、股动脉、腘动脉、胫后动脉、胫前动脉的起始及其大体分布范围；上腔静脉、头臂静脉、颈内静脉、锁骨下静脉、颈外静脉、头静脉、贵要静脉、肘正中静脉、下腔静脉、大隐静脉、小隐静脉、髂内静脉、髂外静脉、肾静脉、门静脉的收纳范围；淋巴干的位置，胸导管及右淋巴导管的组成、走行、收纳范围和汇入。脾的位置及形态；甲状腺、甲状旁腺、肾上腺、垂体的形态和位置；眼球壁各层的名称、位置、分部、主要形态结构和功能；晶状体位置、形态结构和功能；前庭蜗器的组成和分部；中耳的位置、分部；3 块听小骨的名称；内耳的位置、组成、分部及主要形态结构。

2. 熟悉　心包的形态结构，心壁的构造，颈动脉窦及颈动脉小球的位置和功能，面静脉的走行、收纳范围和汇入，淋巴结的形态；眼睑和泪器的位置及形态结构，眼外肌的数量、位置，耳郭的形态结构，外耳道的组成，咽鼓管的位置和通向，鼓室的位置，鼓膜的位置、形态及分部。

【实验教具】

1. 打开胸前壁的整体标本；离体心（包括完整的和显露各腔的），标记有传导系的牛心瓶装标本；循环系统全套标本（显示全身动脉、静脉和淋巴导管）；甲状腺、甲状旁腺、肾上腺、垂体的标本。

2. 视器、前庭蜗器的放大模型。

3. 循环系统、视器及前庭蜗器的全套图片。

【注意事项】

1. 仔细观察心脏各腔内瓣膜的形状。

2. 观察时动作要轻，以免损坏标本；注意将游离标本与整体标本相互对照进行观察。

3. 感觉器官的标本较小，多观察放大模型，将标本、模型置于解剖位置进行观察辨认。

【实验步骤与内容】

一、心

心是一个中空的肌性器官，位于胸腔中纵隔内，膈上方，两肺之间，2/3 位于正中线的左侧，1/3 位于正中线的右侧。

（一）心的外形

形似倒置的圆锥体，周围裹以心包，可分为**一尖（心尖）、一底（心底）、两面（胸肋面、膈面）、三缘（左缘、右缘、下缘）**，表面尚有 3 条沟（**冠状沟、前室间沟、后室间沟**）。其中心尖位于左侧第 5 肋间隙锁骨中线内侧 1 ~ 2cm 处。

（二）心的内腔结构

从切开的心脏进行观察，心被房室间隔分为左、右两半心，左、右半心各分成**左心**

房、**左心室**、**右心房**、**右心室** 4 个腔，同侧心房和心室借房室口相通。

1.**右心房** 有 3 个入口，即上、下腔静脉口和冠状窦口，出口为右房室口。房间隔上存在卵圆窝，是胚胎时期卵圆孔闭合后的遗迹。

2.**右心室** 入口为右房室口，出口为肺动脉口。在右房室口上附有 3 片呈三角形的瓣膜，称三尖瓣，心室收缩时，可防止血流逆流入右心房。肺动脉口上附有 3 片半月形的瓣膜，称肺动脉瓣，心室舒张时，可防止血液从肺动脉逆流入右心室。

3.**左心房** 后方有两对肺静脉的开口共 4 个入口，出口为左房室口。

4.**左心室** 入口为左房室口，出口为主动脉口。在左房室口上附有 2 片呈三角形不规则的**二尖瓣**，主动脉口上附有 3 片半月形的**主动脉瓣**，可防止血液倒流。

（三）心的传导系

在标记有传导系的牛心瓶装标本上观察，传导系由窦房结、房室结、房室束、左右束支和浦肯野纤维网组成。

（四）心的血管

心的血液供应来自**左、右冠状动脉**，起于升主动脉起始部两侧，绕行于冠状沟内。

（五）心包及心壁

心包是包裹心和出入心的大血管根部的圆锥形纤维浆膜囊，分内、外两层，外层为纤维心包，内层是浆膜心包。**心壁**由心内膜、心肌层和心外膜组成，注意对比心房和心室的心肌层的厚薄，以及左、右心室心肌层的厚薄。

二、动脉

（一）主动脉

在心脏上方观察，**升主动脉**、**主动脉弓**及主动脉弓上发出的**头臂干**、**左颈总动脉**和**左锁骨下动脉** 3 大分支。

（二）颈总动脉

颈总动脉为头颈部的动脉主干，沿颈前部两侧上行，分为**颈外动脉**和**颈内动脉**，分别支配颅外和颅内。颈总动脉分叉处有**颈动脉窦**和**颈动脉小球**，分别为压力感受器和化学感受器。

（三）锁骨下动脉和上肢动脉

锁骨下动脉为上肢的动脉主干，经锁骨中点后方延续到腋窝为**腋动脉**，至臂部内侧延伸为**肱动脉**，穿过肘窝分叉为前臂的**桡动脉**和**尺动脉**。

（四）降主动脉

以膈为界分为**胸主动脉**和**腹主动脉**，分别是胸部和腹部的主干。**肾动脉**从腹主动脉发出，水平向外经肾门入肾。**腹腔干、肠系膜上动脉、肠系膜下动脉**均由腹主动脉发出。其中腹腔干支配肝、胆、胰、脾、胃等；肠系膜上动脉支配小肠至横结肠；肠系膜下动脉支配降结肠以下的大肠。

（五）髂总动脉和下肢动脉

腹主动脉往下分为左右**髂总动脉**，继而分为**髂内动脉**和**髂外动脉**，分别为盆部和下肢的主干。髂外动脉往外下方走行，经过腹股沟深面到达大腿根部，延伸为**股动脉**，穿至腘窝称**腘动脉**，到达小腿后方分为**胫前动脉和胫后动脉**。

三、静脉

体循环的静脉主要包括**上腔静脉系**、**下腔静脉系**。

（一）上腔静脉系

上腔静脉系由上腔静脉及其所有属支构成，收集头颈部、上肢和胸部（心和肺除外）等上半身的静脉血。

1. 头颈部　所有静脉血通过**颈内静脉**和**颈外静脉**回流，以颈内静脉为主，两者分别位于颈部胸锁乳突肌的深面和浅层。颜面部的静脉血都经**面静脉**回流至颈内静脉。

2. 上肢　上肢静脉血回流有浅、深两种途径。浅静脉主要有**头静脉、贵要静脉、肘正中静脉**；深静脉都是同名的伴行静脉，收纳浅静脉，跟深处的动脉伴行，前臂有尺静脉、桡静脉，汇聚到臂部为肱静脉，至腋窝为腋静脉，最终汇合成**锁骨下静脉**。锁骨下静脉再与颈内静脉汇合成头臂静脉，左、右头臂静脉再汇合形成**上腔静脉**。

（二）下腔静脉系

下腔静脉系由下腔静脉及其属支组成，收集腹部、盆部及下肢等下半身的静脉血。

1. 下肢　下肢的静脉血回流也有浅、深两种途径，浅静脉主要有**大隐静脉和小隐静脉**；深静脉也同样都是同名的伴行静脉，收纳浅静脉，小腿有胫前静脉、胫后静脉，汇聚到腘窝为腘静脉，至大腿为股静脉，最终汇合成**髂外静脉**。髂外静脉再与盆部回流的**髂内静脉汇合形成髂总静脉**。两侧髂总静脉向上汇合形成**下腔静脉**。在肾动脉旁边观察伴行的**肾静脉**，其直接注入下腔静脉。

2. 肝门静脉　经肝门入肝，收纳腹腔内所有不成对器官的静脉血。

四、淋巴系统

重点观察淋巴管道当中的**淋巴干**、**淋巴导管**及淋巴器官中的**淋巴结**。

（一）淋巴干

淋巴干包括腰干、支气管纵隔干、锁骨下干、颈干各 2 条和 1 条肠干，共 9 条。其中腰干和肠干在第 1 腰椎椎体前方观察，其他都在颈部锁骨下静脉再跟颈内静脉汇合处的**静脉角**观察。

（二）胸导管

胸导管是全身最粗大的淋巴管道，长 30 ～ 40cm，在第 1 腰椎椎体前方由腰干和肠干汇合而成，向上经主动脉裂孔进入胸腔，沿脊柱前方上行，穿出胸廓上口至颈部，注入左静脉角。在注入左静脉角处接受左颈干、左锁骨下干和左支气管纵隔干。胸导管引流下半身、左侧上半身，即全身 3/4 部位的淋巴。

（三）右淋巴导管

右淋巴导管长 1 ～ 1.5cm，由右颈干、右锁骨下干和右支气管纵隔干汇合而成，注入右静脉角，引流右侧上半身，即全身 1/4 部位的淋巴。

（四）淋巴结

淋巴结为圆形或椭圆形小体，往往成群分布，多沿血管排列，位于关节屈侧和体腔的隐藏部位，如肘窝、腋窝、腘窝、腹股沟、脏器门和体腔大血管附近。可以从肠系膜上观察淋巴结的形态。

（五）脾

脾是人体最大的淋巴器官，位于左季肋部。在整体标本上将胃向上翻开，在胰的左端去寻找。

五、内分泌系统

甲状腺位于颈前部，呈"H"形，分泌甲状腺素。**甲状旁腺**位于甲状腺后方两侧，为两对扁椭圆形小体，形状及大小略似黄豆，分泌甲状旁腺素。**肾上腺**位于肾脏上方，左肾上腺近似半月形，右肾上腺呈三角形，分泌糖皮质激素及肾上腺素等。**垂体**位于颅腔内的垂体窝，呈卵圆形，分泌生长激素等。

六、视器

视器由眼球和眼副器共同构成。这里重点观察眼球壁的构成。

（一）眼球壁

眼球壁从外向内依次分为眼球纤维膜、眼球血管膜和视网膜 3 层。**眼球纤维膜**分为**角膜**和**巩膜**两部分。其中**角膜**占前 1/6，无色透明，具有屈光作用；**巩膜**占后 5/6，乳白色，不透明。**眼球血管膜**富有血管和色素细胞，具有营养眼球内组织及遮光作用，由前向后分为**虹膜**、**睫状体**和**脉络膜** 3 部分。其中**虹膜**呈冠状位，圆盘状，中央有圆形的**瞳孔**；**睫状体**位于虹膜后方，也呈环形，内面有环形分布的**睫状肌**；**脉络膜**占血管膜的后2/3，具有营养眼球内组织和吸收眼内分散光线的作用。**视网膜**含有大量感光细胞，能感受光线刺激，产生视觉。

（二）晶状体

晶状体位于虹膜的后方，玻璃体的前面，呈双凸透镜状，富有弹性，无色透明，是眼球屈光系统的主要装置之一。其外形可在**睫状肌**的调节下变凸或变扁，因而改变屈光率，调节视力。

（三）泪器

泪器是泪液产生和输出的通道，由泪腺和泪道组成。泪道包括泪点、泪小管、泪囊和鼻泪管。**泪腺**位于眶上壁前外侧部，**泪点**为睑缘靠近目内眦处的小隆起，向眼睑内延伸为**泪小管**，可用探针探入观察，两条泪小管向目内眦处回合形成膨大的**泪囊**，泪囊向下经**鼻泪管**连于鼻腔内下鼻道。

（四）眼球外肌

眼球外肌共 7 块，其中 1 块上提上睑，其他 6 块运动眼球，使得眼球能够随意灵活转动。

七、前庭蜗器

前庭蜗器又称**耳**，按部位从外向内可分为**外耳**、**中耳**和**内耳** 3 部分。

（一）外耳

外耳包括耳郭、外耳道和鼓膜 3 部分。其中**耳郭**以软骨做支架，向内延伸为弯曲的管道**外耳道**，外耳道末端被椭圆形半透明的**鼓膜**封闭。

（二）中耳

重点观察**鼓室**的位置，其恰好位于鼓膜深面，里面存在 3 块**听小骨**，由外向内分别为锤骨、砧骨和镫骨。三者相连形成听骨链，对声波的传导起重要作用。鼓室前方经**咽鼓管**与鼻咽相通。

（三）内耳

内耳位置较深，位于颞骨骨质内，又称迷路，可分为骨迷路和膜迷路两部分。**骨迷路**是颞骨内的骨性隧道，由前向后分为耳蜗、前庭和骨半规管；**膜迷路**是套在骨迷路内封闭的膜性管或囊，由前向后分为蜗管、椭圆囊和球囊、膜半规管 3 部分，上面存在特殊的听觉感受器和位置觉感受器。

【实验测试】

测试考核要点：心尖、三尖瓣、二尖瓣、主动脉弓、肱动脉、桡动脉、股动脉、肘正中静脉、大隐静脉、下腔静脉、胸导管、脾、甲状腺、肾上腺、视网膜、鼓膜。

【复习思考】

1. 名词解释：三尖瓣；静脉角；瞳孔。
2. 试述心各腔的结构。
3. 试述胸导管的起始、行程及收纳淋巴的范围。
4. 试述眼球壁的组成。

实验四　神经系统

【实验目的】

1. 掌握　脊髓的位置、外形；脊神经的数目；颈丛、臂丛、腰丛、骶丛的组成和位置；尺神经、正中神经、桡神经、股神经、坐骨神经、腓总神经、腓浅神经、腓深神经和胫神经的走行位置和主要分布；脑干的位置、分部及主要外部形态结构，小脑的位置和外形，间脑的主要位置和分部；大脑半球的外部形态结构、分叶，主要沟、回、裂、基底核概念和构成；内囊的位置、分部；大脑重要的皮质中枢（躯体运动中枢、躯体感觉中枢、视觉中枢、听觉中枢）的位置；脑神经的数目、名称；动眼神经、三叉神经、面神经、迷走神经、舌下神经的主要分布范围；内脏神经系统的区分及分布，交感和副交感神经低级中枢的位置。

2. 熟悉　脊髓灰质的形态结构；颈丛的组成和位置；背侧丘脑的位置；下丘脑位置、形态结构；后丘脑的位置；脑神经出入颅的部位；视神经、滑车经神、展神经和副神经的主要分布范围。

【实验教具】

1. 离体脊髓和去椎管后壁的标本，脊髓各段横切厚片标本和椎管横断（示脊神经）标本；示颈丛、臂丛、腰丛、骶丛标本，示膈神经、肋间神经标本，完整标本（主要示上、下肢神经）；全脑、脑干标本和脑的分离标本，小脑和小脑横切面标本（示小脑核），大脑、脑的正中矢状切面标本、大脑水平切（示内囊）标本；去颅盖骨的颅骨标本，取脑保留有硬脑膜的头矢状切面标本；去眶上壁的眶内结构标本；三叉神经、面神经、迷走神经（头、颈、胸部）、舌下神经标本；交感神经标本。

2. 脊神经、脑干、三叉神经、头面部神经、颞骨和耳模型，电动脑干模型（示神经核），脑干放大模型，整脑、脑室、植物神经模型。

【注意事项】

1. 注意爱护标本，脊髓和脑标本结构脆弱，严禁用锐利工具夹持和撕拉。

2. 观察时必须弄清解剖方位，要结合不同标本、模型和插图体会各结构的立体概念，观察标本时要结合模型以帮助理解。

3. 在学习上、下肢的神经时，应结合复习上、下肢肌。在观察神经主干行程时，必须把附近结构放回原来解剖位置。

4. 端脑与间脑之间及间脑各部分之间的分界和范围不易看清，观察时应注意。

5. 脑神经比较细小，故观察时要特别细心，动作要轻巧，切勿拉断。

【实验步骤与内容】

一、脊髓

(一) 脊髓的位置和外形

在离体或去掉椎管后壁的标本和离体的脊髓标本上观察，可见脊髓位于椎管内，呈前后稍扁的圆柱形，上端与延髓相续（已切断），下端缩细呈圆锥形，称**脊髓圆锥**。自圆锥的尖端向下延伸为一根细丝，称**终丝**。脊髓全长有 2 个梭形膨大部分：上方的称**颈膨大**，发出的神经支配上肢；下方的称**腰骶膨大**，由此发出的神经支配下肢。

脊髓表面有**前正中裂**和**后正中沟**，恰好把脊髓分为左右对称的两半，在脊髓两侧分别有**前外侧沟**和**后外侧沟**。在前、后外侧沟内有成对的根丝出入，按位置分为前根和后根。每一对脊神经的前、后根在椎间孔处合成脊神经。在合并之前，后根上有一个膨大的部分是脊神经节。

在去椎板的脊柱标本上观察：成人脊髓下端达第 1 腰椎下缘（新生儿可达第 3 腰椎水平）。由此可见，脊髓比椎管短。因此，脊神经根丝在颈部几乎是横行穿椎间孔，在颈部以下的脊神经根丝则下行一段才达相应的椎间孔，腰、骶、尾段的神经根在出相应的椎间孔之前，在椎管内垂直下降，围绕终丝形成**马尾**。

(二) 脊髓的内部结构

在脊髓的横断面厚片上或脊髓放大图上观察。根据横径、前后径及前正中裂和后正中沟，首先确定方位，再观察内部结构，切面上中间颜色较浅部分是**灰质**，周围颜色较深的部分是**白质**（在新鲜标本上灰质颜色灰暗，白质鲜亮发白）。

1.**灰质** 居脊髓中央部，略呈"H"形，"H"形的中央部分称灰质连合，其中央有一小孔，是脊髓中央管的横断面，灰质的外侧前端扩大的部分为**前角**，向后突出的部分称**后角**。前、后角之间的移行部分称**中间带**。在第 1 胸髓节段到第 3 腰髓节段，中间带向外侧突出形成侧角。

2.**白质** 位于灰质外周，每侧借脊髓的纵沟分成 3 部分。在前正中裂与前外侧沟之间的部分称**前索**；位于前、后外侧沟之间的部分称**外侧索**；位于后正中沟与后外侧沟之间的部分称**后索**。前正中裂与灰质连合之间的白质称**白质前连合**。

二、脑

(一) 脑干

1.脑干的外形 在脑干标本或模型上观察。脑干自下而上依次为延髓、脑桥和中脑。

（1）**延髓** 形似倒置的圆锥体。在延髓腹侧面，前正中裂两侧各有一纵行隆起，称**锥体**，内有皮质脊髓束纤维通过。皮质脊髓束的纤维大部分在锥体下方进行左、右交叉，称**锥体交叉**。在锥体外侧，有舌下神经出脑；在延髓侧面的纵沟内，自上而下有舌咽神经、迷走神经和副神经的根丝附着。延髓的背侧面，上部为第四脑室底的下部，下部两侧各有 2 个膨大的隆起，分别为**薄束结节**和**楔束结节**。

（2）**脑桥**　腹侧面圆隆而宽阔，称为**基底部**；向两侧逐渐变窄，移行为**小脑中脚**。基底部与小脑中脚交界处可见三叉神经的根丝附着。在基底部的正中线上有一条纵行浅沟，称**基底沟**，内有基底动脉经过。在延髓脑桥沟内由内侧向外侧依次有展神经、面神经、前庭蜗神经的根丝附着。脑桥背侧面形成第四脑室底的上部。第四脑室底呈菱形，故称**菱形窝**。

（3）**中脑**　腹侧面有两条纵行的柱状结构，称**大脑脚**，内有锥体束等经过。两脚间的深窝称**脚间窝**，由脚间窝穿出一对动眼神经。中脑的背侧面，有两对圆形隆起，称**四叠体**或顶盖，上方一对隆起为**上丘**，下方的一对为**下丘**。在下丘的下方，有较细的滑车神经出脑。

2.脑干的内部结构　主要在电动脑干模型上观察（示教）。

（二）小脑

在脑模型和脑的正中矢状切面标本上观察。小脑位于颅后窝内，由两侧隆起的**小脑半球**和中间缩窄的**小脑蚓**组成。在小脑横切面标本上观察其表面为灰质，称**小脑皮质**，内部色浅为白质，称**小脑髓质**。白质内埋藏有灰质块，称**小脑核**。其中最大的为**齿状核**。

（三）间脑

在脑模型、脑正中矢状切面的标本和脑干标本上观察。间脑主要包括背侧丘脑（丘脑）、后丘脑和下丘脑 3 部分。

1.**背侧丘脑**　是间脑的最大部分，从脑干标本和模型上观察，可见它位于中脑上方，为卵圆形的灰质块，其外侧紧贴内囊，内侧面为第三脑室侧壁的一部分，前下方邻接下丘脑。两者之间以下丘脑沟为界。

2.**后丘脑**　位于背侧丘脑后下方，包括**内侧膝状体**和**外侧膝状体**。

3.**下丘脑**　位于背侧丘脑的前下部，从脑底面观察，从前向后有**视交叉**、**灰结节**、**乳头体**。灰结节前下方伸出**漏斗**，向下连垂体。

（四）端脑（大脑）

1.大脑半球的外形　在完整脑标本和模型上观察，可见大脑由左、右两个大脑半球构成。两个半球间有**大脑纵裂**，裂底有连结两个半球的横行纤维构成的**胼胝体**。大脑半球表面为大脑皮质，大脑皮质上有大脑沟，沟与沟之间凸起的部分称大脑回。每个半球可分为上外侧面、内侧面和下面。

（1）大脑半球的分叶　在大脑半球上外侧面有一由前下方走向后上方的深沟，称**外侧沟**。自半球上缘中点稍后方有一条由后上走向前下的沟，称**中央沟**。半球内侧面后部由前下方走向后上方的深沟，称顶枕沟。根据上述 3 条沟可将大脑半球区分为 5 叶，即**额叶、顶叶、枕叶、颞叶和岛叶**。

（2）外侧面　在中央沟之前有**中央前沟**，两者之间为**中央前回**。在中央沟之后有**中央后沟**，两者之间为**中央后回**。隐藏在外侧沟深处下壁上的 2 ～ 3 个横行短回，称**颞横回**。

（3）内侧面　**扣带回**、**海马旁回**及**钩**，它们呈半环形，位于大脑与间脑的边缘处，故称**边缘叶**。

（4）下面　在额叶的下面，有前后走向的纤维束，称**嗅束**。嗅束的前端有一椭圆形膨大，称**嗅球**。

2. 大脑半球的内部结构

（1）大脑皮质和髓质　在大脑半球上部的水平切面上观察，可见其周边部分颜色较深，为**大脑皮质**；中央部分颜色较浅，为**大脑髓质**。

（2）基底核与内囊　在大脑半球中部的水平切面上观察，可见髓质中包埋着灰质团块。它们靠近大脑底部，故名**基底核**。借助大脑分离标本和有机玻璃脑干模型观察，可见位于背侧丘脑前、上、外、后方的**尾状核**和在背侧丘脑外侧的**豆状核**。尾状核与豆状核合称**纹状体**。

在脑的水平切面上，位于尾状核、背侧丘脑与豆状核间有"＞＜"形的白质区，称**内囊**。内囊由前向后分为内囊前肢、内囊膝和内囊后肢。

三、脊神经

（一）颈丛

翻开胸锁乳突肌，可见第 1 ~ 4 颈神经前支组成的颈丛及其分支。

重要的分支有**膈神经**。在胸锁乳突肌的深面，沿前斜角肌表面下行，经胸廓上口入胸腔，沿心包两侧、肺根前方下行至膈，支配膈的运动和管理胸膜、心包等感觉，右侧的感觉纤维还分布到肝和胆囊等处。

（二）臂丛

臂丛由第 5 ~ 8 颈神经前支及第 1 胸神经前支大部分组成，经锁骨之后进入腋窝，在腋窝内围绕腋动脉形成**内侧束**、**外侧束**及**后束**。由各束发出数条长的神经，主要分布到肩、臂、前臂及手的肌和皮肤。

1. **尺神经**　由臂丛内侧束发出，伴肱动脉下行，向下经肘关节后方紧贴尺神经沟下行，渐至前臂前面，伴尺动脉走行，经腕部入手掌，分布于前臂前群肌和部分手肌及手内侧部分皮肤。

2. **正中神经**　由外侧束和内侧束各发出一个根汇合而成。在腋动脉前方寻找该神经，可见其两根与尺神经、肌皮神经之间呈"M"形。该神经伴肱动脉下行至肘窝，并穿过旋前圆肌向下经指浅、深屈肌之间，再经腕部达手掌，分布于大部分前臂前群肌和部分手肌及手掌面外侧部皮肤。

3. **肌皮神经**　由外侧束发出，其肌支支配臂部前群肌的肱二头肌等，皮支为前臂外侧皮神经，分布于前臂外侧皮肤。

4. **桡神经**　此神经最粗大，由后束发出，其主干行于肱骨后面，紧贴桡神经沟走向外下，在肘前分深、浅 2 支。深支穿至前臂的后面；浅支沿前臂外侧至手背，分布于肱三头肌、前臂后群肌和手背面外侧部皮肤。

5. **腋神经**　起自后束，可见腋神经向后穿腋窝后壁，分布于三角肌和肩部皮肤。

（三）腰丛

在暴露腹后壁的标本上观察。翻开腰大肌，于腰椎横突前方可见腰丛。它由第 12 胸神经前支的一部分、第 1 ~ 3 腰神经前支和第 4 腰神经前支的一部分组成。

股神经是腰丛的最大分支。此神经沿腹后壁前面下行，经腹股沟韧带的深面至大腿前面，分支支配大腿前群肌和大腿前面的皮肤。股神经的皮支中有一支最长，称为隐神经，向下分布于小腿内侧面及足内侧缘皮肤。

（四）骶丛

在带有盆腔矢状切面的标本上观察。它由第 4 腰神经前支一部分、第 5 腰神经前支和全部骶神经前支及尾神经前支组成，位于盆腔内，紧贴梨状肌的前面。由骶丛发出的神经主要有坐骨神经。

坐骨神经出骨盆至臀大肌深面，下行至大腿后面，沿途分支到大腿后群肌。坐骨神经一般在腘窝上角处分为胫神经和腓总神经。

1. **胫神经** 沿腘窝中线向下，在小腿后面的浅、深层肌之间下行，通过内踝后方至足底，分布于小腿后面、足底的肌和皮肤。

2. **腓总神经** 沿腘窝外侧向外下，绕过腓骨颈，达小腿前面，分为腓深神经和腓浅神经。腓深神经伴胫前动脉下降，支配小腿前群肌及足背肌等。腓浅神经行于小腿外侧群肌内，并支配该群肌。腓浅神经于小腿下部 1/3 处穿出，分布于小腿外侧、足背及趾背的皮肤。

四、脑神经

分别在不同的标本上观察脑神经。

1. **视神经** 在去眶上壁的标本上观察，可见眼球后极偏内侧有粗大的视神经穿出眼球，经视神经管入颅腔。

2. **动眼神经** 在脑干的模型或附有脑神经根的脑干标本上观察，可见动眼神经自中脑腹侧的脚间窝穿出，穿眶上裂入眶，达眼的上、下、内直肌，下斜肌和上睑提肌。动眼神经的副交感纤维，换神经元后分布到瞳孔括约肌和睫状肌。

3. **三叉神经** 取三叉神经标本和模型观察，可见三叉神经连于脑桥，往前行于颞骨岩部，在硬脑膜下方有膨大的三叉神经节，从节上发出 3 支：①**眼神经**：经眶上裂入眶内，分支分布于眼球、结膜、角膜、泪腺、鼻腔黏膜，以及上睑、鼻背和额顶部的皮肤。②**上颌神经**：穿圆孔出颅，经眶下裂入眶改名为**眶下神经**，分布于眼裂、口裂之间的皮肤。沿途还分支至上颌窦和鼻腔的黏膜，以及上颌牙齿和牙龈等处。③**下颌神经**：经卵圆孔出颅后立即分为许多分支，其运动纤维支配咀嚼肌；感觉纤维则分布于下颌牙齿、牙龈、颊和舌前 2/3 的黏膜，以及耳前和口裂以下的皮肤。

4. **面神经** 主要纤维发自脑桥的面神经核，由脑桥延髓沟中出脑，入内耳门（在颞骨模型观察），经颞骨面神经管，最后出茎乳孔，穿过腮腺，呈放射状分布于面部表情肌等。

5. **舌咽神经** 由延髓侧面发出后，经颈静脉孔出颅达咽及舌后 1/3。

6. **迷走神经** 在头、颈、胸部的标本上观察。此神经在延髓侧面离开脑干，经颈静脉孔出颅，在颈部两侧下行入胸腔，沿食管下降，穿过膈进入腹腔。

五、内脏神经

（一）交感神经

交感神经节可分为**椎旁节**（借节间支连成交感干）和**椎前节**。

交感干　成对，位于脊柱的两侧，呈串珠状，上起颅底，下至尾骨的前面两干合并，终于一个奇神经节。每条交感干各有 22 ~ 24 个节，各节借节间支相连。椎旁神经节可分为颈部、胸部、腰部、骶部和尾部。

颈部有 3 对神经节，分别称为**颈上神经节、颈中神经节**和**颈下神经节**。颈中神经节小，且常常缺如。颈下神经节常与第 1 胸神经节合并形成颈胸神经节（星状神经节）。寻认各神经节与脊神经相连的交通支及发出的心支。胸部有 10 ~ 12 对胸神经节。

（二）副交感神经

副交感神经分为颅部和骶部。颅部副交感神经的节前纤维，分别随第 Ⅲ、Ⅶ、Ⅸ、Ⅹ 对脑神经走行（可观察和复习上述 4 对脑神经标本）。骶部副交感神经的节前纤维随骶神经前支出骶前孔组成盆内脏神经，参加盆丛。

【实验测试】

测试考核要点：脊髓圆锥、马尾、正中神经、尺神经、桡神经、股神经、坐骨神经、延髓、脑桥、中脑、中央沟、外侧沟、胼胝体、三叉神经、面神经、迷走神经、交感干。

【复习思考】

1. 名词解释：基底核；内囊。
2. 试述臂丛的组成、位置，主要分支有哪些？
3. 大脑半球如何分叶？
4. 面部皮肤感觉、表情肌和咀嚼肌的运动各受何神经支配？
5. 交感神经的低级中枢位于何处？交感神经节有哪些？

第三篇　局部解剖学 ▷▷▷▷

　　局部解剖学是在系统解剖学的基础上，着重研究人体各局部由浅入深的层次结构、形态特点及其毗邻关系的科学。它是临床医学，特别是外科学、妇产科学等手术学科和影像诊断学的重要基础学科，具有很强的实际应用意义。亲自动手进行人体标本解剖操作是学习局部解剖学最重要的方法。在理论的指导下认真进行人体标本解剖操作，既动手又动脑，有助于掌握人体各局部的结构和形态特点，以及层次和毗邻关系。

实验一　头　部

【实验目的】

　　1.掌握　颅顶软组织层次；头部的表面解剖，腮腺的形态、分部，腮腺鞘及穿过腮腺的结构；面动脉、面神经、三叉神经的位置、走行、分支、分布情况；海绵窦的位置、构成、穿行结构及交通。

　　2.熟悉　腮腺的毗邻，腮腺管、面动脉的体表投影。

【实验教具】

　　1.整体人体标本，面部层次示教标本，头皮层次示教标本。

　　2.头部与头皮层次模型。

　　3.头部图片、解剖操作视频。

　　4.解剖器械（含弓形锯、咬骨钳等开颅器械）。

【注意事项】

　　1.面部皮肤很薄，皮肤切口要浅。

　　2.面部浅筋膜少且疏松，而浅层结构细而多，解剖浅层结构要仔细，操作完后要包裹好标本，防止干燥。

【实验步骤与内容】

一、面部

（一）切口

　　人体标本取仰卧位，肩下垫木枕，使面部略抬高。皮肤切口如下：①从颅顶正中向前下经鼻背、人中至下颌体下缘做一正中切口。②从鼻根中点向外到眼内眦，沿睑裂两缘到眼外眦，再向外到耳前做一横切口。③在鼻孔和口裂周围各做一环形切口。④沿下颌体下缘至下颌角，再至乳突尖做一横切口。然后将眼裂下方的皮片向后翻到耳郭根部，上方的皮片翻向上后。翻皮片时要细心，刀刃应向皮面，尽量使深面的肌肉少受损伤。

（二）解剖面部浅层

1. 解剖面肌

（1）在眼内眦处摸认睑内侧韧带（拉眼睑向外时紧张），然后修洁眼轮匝肌。睑部的肌纤维色淡而薄，修洁时要小心，不要误认为脂肪除去。

（2）修洁口轮匝肌，注意不要切掉与口轮匝肌交织的其他肌肉。

（3）在前额修洁额肌，刀刃应与肌纤维平行。

（4）在鼻上半部靠眼内眦处找出滑车下神经。

（5）跟踪面静脉到颧大肌深面，修洁提上唇肌、颧小肌和颧大肌。

（6）追踪颈阔肌，可见其后部纤维向前弯向口角，即为笑肌。在口角下方，辨认并修洁降口角肌和它前面的降下唇肌。

2. 解剖腮腺区

（1）解剖腮腺咬肌筋膜。紧靠耳郭前面，自颧弓到下颌角切开腮腺表面的腮腺咬肌筋膜，向前、上、下3个方向逐渐翻起除去，修洁时可能见到一些小的淋巴结即腮腺淋巴结。

（2）以腮腺管为起点解剖穿出腮腺前缘上份至上端的结构。

①先在腮腺前缘、颧弓下方约一指宽处找到腮腺管，追踪到咬肌前缘，在腮腺管上方寻找副腮腺（一小部分分离的腮腺），面横血管和面神经颧支（有上、下两支）。

②在腮腺的上端找出颞浅动脉和静脉，并在血管的后方找出三叉神经分出的耳颞神经，血管的前方找出面神经的颞支。

（3）解剖穿出腮腺前缘下份及下端的结构。

①在腮腺管下方寻找面神经的颊支和下颌缘支。

②在腮腺的下端找出面神经的颈支，下颌后静脉的前支和后支。

在腮腺上、前、下3个方向的结构依次有耳颞神经、颞浅血管、面神经颞支、面横血管、面神经颧支、腮腺管、面神经颊支、面神经下颌缘支、面神经颈支、下颌后静脉的前支、下颌后静脉的后支。

（4）解剖面神经、颈外动脉和颞浅动脉，并观察其在腮腺内的排列。

①追踪面神经各支至进入面肌处。

②将颧大肌、颧小肌和提上唇肌从起点分离向下翻开，修洁面动、静脉及其分支和属支。注意找到面深静脉，它由面静脉越过颊肌时分出，向后穿过脂肪到咬肌的深面。

③小心去掉咬肌前缘深面的颊脂体，追踪面神经的颊支到颊肌，找出与颊支有吻合的下颌神经的分支颊神经和与之相伴行的颊动脉，修洁颊神经并向后追踪到下颌支前缘。

④逐块除去腮腺浅部，追踪面神经各支向后至其本干。同时寻找由耳大神经和耳颞神经来的交通支。由耳大神经来的交通支不易寻到，而由耳颞神经来的交通支较大，比较好找。继续追踪面神经干到茎乳孔，找出面神经干进入腮腺前的分支耳后神经及到二

腹肌后腹和茎突舌骨肌的肌支。

⑤继续除去腮腺实质，找出并修洁下颌后静脉、颈外动脉和它们的分支。

⑥在面神经进入腮腺处切断面神经，向前翻起。除去下颌后静脉，在耳后动脉起点之上方切断颈外动脉，向上翻起。除去剩余的腮腺实质，修洁腮腺周围的结构。

3. 观察面动脉与面静脉的局部位置　在咬肌前缘与下颌支交点处找到面动脉，追踪并修洁其分支，逐一观察。在动脉的后方，解剖观察与之伴行的面静脉及其属支。

4. 解剖眶上神经、眶下神经、颏神经

（1）解剖穿出额肌纤维的滑车上神经和血管，以及眶上神经和血管，前者在眶上缘内侧部的上方距正中线约一横指宽处，后者常有两支，位于较外侧。

（2）翻开眼轮匝肌下内侧份，找出穿出眶下孔的眶下神经和血管，修洁它们的分支。

（3）切断并向下翻起降口角肌，找出由颏孔穿出的颏神经。

5. 解剖咬肌　解剖修洁咬肌，观察其起止形态，向前翻起其后缘上部，寻找进入咬肌的神经和血管。

6. 解剖颞肌及颞下颌关节

（1）修洁颞筋膜，在颧弓上方将其纵行切开，可见此筋膜向下分为两层，浅层附着于颧弓上缘，深层在颧弓深面与咬肌深面筋膜相续，沿颧弓上缘切断浅层筋膜，用刀柄检查深层筋膜延续情况，然后去掉此层筋膜，注意保存颞中动脉。

（2）锯断颧弓，后断端紧靠颧根结节的前方，前断端由颧弓上缘最前端斜越颧骨向前下，到颧骨下缘与上颌骨颧突连接处。将颧弓和咬肌向下翻到下颌角，翻开过程中，必须切断到咬肌的神经和血管（可带上一小块肌肉，便于以后辨认），以及由颞肌加入到咬肌的纤维。

（3）修洁颞肌，观察其起止形态。在颞肌下部的深面找出向前下走行的颊神经（有时穿过颞肌），将它自颞肌分离，注意加以保护。然后自下颌切迹中点到下颌支前缘与体交界处斜断冠突。将冠突和颞肌向上翻，用刀柄使颞肌与颞窝下部的骨分离，以显露颞深神经和颞深动脉，以及前已看到穿入颞筋膜和颞肌深面的颞中动脉。

（4）修洁颞下颌关节的关节囊，观察颞下颌韧带，然后除去颞下颌韧带，观察关节盘和关节腔的形态。

7. 解剖面侧深区（颞下窝）　用刀柄自下颌颈和下颌支后缘的深面插入，使下颌颈和下颌支与深面的软组织分离，刀柄向下移动受阻处就是下牙槽神经和血管穿入下颌孔之处。用骨剪剪断下颌颈，并紧靠下颌孔上方水平锯断下颌支，将此段骨片去掉，小心除去脂肪纤维组织，露出深面的肌肉、血管和神经。依次找出并修洁下列结构：①在下颌孔处找到下牙槽神经和下牙槽动脉，向上追踪到翼外肌下缘。在下牙槽神经进入下颌孔的稍上方，寻找它发出的细小的下颌舌骨肌神经。②在下牙槽神经的前方，翼内肌表面找出舌神经。③追踪颊神经到翼外肌两头之间，颞深神经和咬肌神经到翼外肌上缘。④修洁位于翼外肌表面的上颌动脉及其分支。有时上颌动脉位于翼外肌深面待以后再解剖。在修洁过程中遇到一些小静脉交织成网，即翼静脉丛，可除掉。翼静脉丛向后下汇合成一二支较大的静脉，即上颌静脉。⑤修洁翼外肌和翼内肌已暴露的部分，观察它们的起止和形态。

（1）解剖面侧深区浅部

①除去颞下颌关节盘、下颌头及翼外肌，注意不要损伤耳颞神经、上颌动脉和深面其他结构。

②修洁下颌神经及其分支，拉舌神经向前，找出加入其后缘的鼓索神经。凿开下颌管，追踪下牙槽神经到牙根和颏孔。

③修洁上颌动脉第一段，找出它的分支。追踪脑膜中动脉到棘孔，看清耳颞神经两个根包绕脑膜中动脉的情况，追踪修洁耳颞神经。

④扭转下颌神经干（必要时可以切断翻开），试寻找位于其深面的耳节和连于耳节的小支。

（2）解剖面侧深区深部

①用骨凿和咬骨钳除去由圆孔到棘孔连线外侧的蝶骨大翼前外侧部，打开翼腭窝的后壁和颞下窝的顶，注意保留圆孔和棘孔，不要损伤其下面的软组织。

②自圆孔前方仔细分离上颌神经，在上颌神经干的下方找到蝶腭神经节和与蝶腭神经节相连之支。向前追踪上颌神经，找出它分出的颧神经、上牙槽后神经和它本干延续的眶下神经。上牙槽后神经一般分为两支，在上颌结节附近穿入上颌骨内。

③追踪上颌动脉第 3 段和它的终支。这些终支都与上颌神经的分支伴行。

二、颅部

（一）解剖颅顶部软组织

1. 皮肤切口与剥皮　将人体标本头垫高，把颅顶正中矢状皮肤切口向后延续到枕外隆凸，并从颅顶正中做一冠状切口向下到耳根上方，再向下切开耳根前、后的皮肤，翻去头部所有剩余皮片。

2. 解剖浅筋膜

（1）在前额找到前已找出的滑车上神经和血管、眶上神经和血管，以及颅顶肌的额腹，向上追踪修洁直到颅顶。

（2）向上追踪面神经颞支，同时修洁颞筋膜前部。

（3）向上追踪颞浅血管和耳颞神经。

（4）在耳郭后面，追踪并修洁耳大神经、枕小神经、耳后血管、耳后神经。

（5）将人体标本翻转，面部朝下，在枕外隆凸处的浅筋膜中找出由颈部上升的第 3 颈神经末支。摸认上项线，估计这里浅筋膜的厚度，然后在距枕外隆凸外侧 2.5cm 处切开浅筋膜，找出在此处穿出深筋膜的枕动脉和枕大神经，追踪它们到颅顶。

3. 探查帽状腱膜、腱膜下疏松结缔组织、颅骨外膜

（1）从上向下，修洁颅顶腱膜的后部和颅顶肌的枕腹，注意不要损伤血管和神经。

（2）在正中线切开颅顶腱膜，插入刀柄，检查其下面的疏松结缔组织和颅顶肌前、后、左、右相连情况。分层仔细观察帽状腱膜、腱膜下疏松结缔组织和颅骨外膜。

（二）开颅取脑

1. 锯除顶盖

（1）人体标本仰卧位，头下放木枕。

（2）自眉间至枕外隆凸及在两侧耳郭之间，纵行和冠状切开帽状腱膜，将4片帽状腱膜翻向下。

（3）锯颅顶盖的平面在眶上缘上方1.5cm和枕外隆凸上方1.5cm处。锯颅骨前，先用细绳扎在此平面上，用笔沿绳画一线，沿线切开骨膜，并向上、下剥离，可见骨膜紧连于骨缝，松贴于颅骨。

（4）沿所画之线先锯一浅沟，以防深锯时锯偏，锯开外板进入板障时，锯屑呈红色，此时宜改用凿子凿开内板（取一锯开颅骨参考）并撬开颅顶盖，操作时注意不要被骨的锯面刺伤。

2. 打开硬脑膜

（1）沿正中线，由后向前切开硬脑膜，可见一条充有血块的上矢状窦，将血块除去。

（2）沿上矢状窦两旁，用钝头剪刀剪开硬脑膜，再由两侧耳郭处向上剪开硬脑膜，直到上矢状窦两旁，将四瓣硬脑膜翻往下。

（3）切断所有由后向前进入上矢状窦的大脑上静脉。

（4）切断通过盲孔进入上矢状窦的鼻腔导静脉。在鸡冠处切断大脑镰，且向后拉。

（5）切断进入直窦的大脑大静脉。

3. 取脑

（1）移去人体标本头下的木枕，将头部移至解剖台的一端，使脑自然下垂，左手扶脑，用刀柄将嗅球自筛板分离，由鼻腔穿过筛板的嗅神经也随之离断。

（2）依次切断下列诸结构。

①视神经：色白粗大，进入视神经孔。

②颈内动脉：位于视神经外侧。

③漏斗：位于视神经后方的正中平面，连于丘脑下部和脑垂体之间。

④动眼神经：位于鞍背两旁。

⑤滑车神经：位于动眼神经的外侧，被小脑幕游离缘遮盖，用刀尖翻起此缘，可见滑车神经。

（3）使人体标本头转向左侧，切断进入横窦和蝶顶窦的大脑下静脉，将颞极自蝶骨小翼深面分离，轻揭右侧大脑半球，沿颞骨岩部上缘，用刀尖切开小脑幕的附着缘和岩尖处的游离缘，不要切得过深，以免伤其深面的小脑。用同法处理左侧小脑幕。

（4）使脑向后坠（不可用力搬脑，否则易在脑干处拉断），直到脑桥和延髓离开颅后窝前壁时可见：①三叉神经运动根和感觉根，在近颞骨岩部尖处穿硬脑膜。②展神经在鞍背后面穿过硬脑膜。③面神经和位听神经进入内耳门。④舌咽、迷走、副神经从颈静脉孔离开颅腔。⑤舌下神经分为两股穿过硬脑膜出舌下神经管。

（5）依次切断上述左右两侧诸神经，然后使头尽量后垂，轻轻取出延髓和小脑，离断延髓与脊髓，全脑即可移出。（注：有些脑神经固定后变得很硬不易取出，在这种情况下可去除枕骨鳞部和枕骨大孔后份，然后移脑）

4. 观察硬脑膜　移开脑后，仔细观察硬脑膜形成的大脑镰、小脑幕、静脉窦等结构。

5. 解剖颅底内面

（1）颅前窝　仔细去除筛板表面的硬脑膜，找寻极为细小的筛前神经及其伴行的筛前动脉。筛前动脉起自眼动脉，筛前神经为鼻睫神经的终末支，由筛板外缘中份入颅，前行，经鸡冠两旁的小孔出颅到鼻腔。

（2）颅中窝

①移出脑垂体：切开鞍膈前后缘，可见围绕脑垂体前后的海绵间窦，它们与海绵窦相通形成一环，切忌用镊子夹漏斗，以免损伤。切除鞍膈，由前向后将垂体由垂体窝用刀柄挑出，细心去除蛛网膜，分清前、后叶，后叶较小被前叶不完全包绕。

②自棘孔处划开硬脑膜，暴露脑膜中动脉及其分支。

③解剖海绵窦：自蝶骨小翼后缘划开硬脑膜，找寻一短而窄的蝶顶窦，它通入位于垂体窝两侧的海绵窦。自颞骨岩部上缘切开小脑幕的附着缘，不要损伤三叉神经，观察岩上窦，该窦前通海绵窦，后通横窦。自颞骨岩部尖的前面切除硬脑膜，暴露三叉神经节，节的下方有 3 个分支，即眼神经、上颌神经和下颌神经，追踪下颌神经到卵圆孔，并观察穿卵圆孔的导静脉、分布于三叉神经节和脑膜的脑膜副动脉。上颌神经和眼神经位于海绵窦的外侧壁内，追踪上颌神经到圆孔，追踪眼神经及其 3 个分支（泪腺神经、额神经、鼻睫神经）到眶上裂，鼻睫神经分出较早。去除海绵窦外侧壁时，可见窦内有纤细的小梁网，网眼内有血块。保留动眼神经和滑车神经穿过硬脑膜的孔，追踪该 2 条神经至眶上裂，动眼神经尚未到达时已分为 2 支，勿用镊子夹神经，以免损伤。除去剩余的海绵窦外侧壁，颈内动脉位于窦内，交感神经丛围绕动脉壁。找出颈内动脉外侧的展神经，并追踪至眶上裂。

④对岩大、小神经的解剖：细心翻起尚存在于岩部前面的硬脑膜。找寻岩大、岩小神经，它们均很细，注意不要误认为结缔组织去掉。岩大神经由面神经管裂孔出来，向前内行，经三叉神经节的后方，揭起该节观察，该神经到破裂孔，与岩深神经相联合形成翼管神经。岩小神经位于岩大神经的外侧，行向下内，由卵圆孔旁的一小孔出颅入耳节。

⑤三叉神经的运动根比感觉根小，位于三叉神经节深面，随下颌神经离开卵圆孔。将三叉神经节自颅底翻转向下，可见三叉神经运动根。

（3）颅后窝

①在一侧切开大脑镰下缘，观察下矢状窦。切开大脑镰附着小脑幕处，观察直窦，直窦前端接收大脑大静脉，后端一般通入左横窦，上矢状窦、直窦和左、右横窦可能汇合并扩大形成窦汇，位于枕内隆凸附近，并可在颅骨内面见一浅窝。

②自枕内隆凸向外划开横窦，然后向下、向前内划开乙状窦到颈内静脉孔。观察乳突导静脉开口于乙状窦后壁的中份。

③去除遮盖颈静脉孔的硬脑膜，不要损伤舌咽、迷走、副神经。找出终于颈静脉孔前份的岩下窦。岩下窦位于颞骨岩部与枕骨基底部之间。

④基底窦位于颅后窝的斜坡上，切开硬脑膜即可观察。

【实验测试】

测试考核要点：显示面肌、腮腺咬肌筋膜、腮腺管、面神经各组分支、面动脉、面静脉、咬肌、头皮层次、硬脑膜、脑、脑神经、海绵窦、颈内动脉。

【复习思考】

1. 什么是危险三角？有何意义？
2. 什么是腮腺床？有何意义？
3. 覆盖额顶枕区的软组织分哪几层？试述各层的特点。
4. 海绵窦的位置及通过的结构是什么？
5. 怎样鉴别头皮血肿、帽状腱膜下血肿和骨膜下血肿？

实验二 颈 部

【实验目的】

1. 掌握 颈筋膜的层次和间隙；颈动脉三角结构的毗邻；颈总动脉、颈内外动脉、颈内静脉、迷走神经、舌下神经的毗邻关系。

2. 熟悉 斜角肌间隙、甲状腺毗邻、颈动脉鞘、颈丛、颈交感干等结构的相互位置关系；副神经的行径，该神经与淋巴结的位置关系及其临床意义。

【实验教具】

1. 人体标本，颈部层次示教标本。
2. 颈部模型。
3. 颈部图片、视频。
4. 解剖器械：解剖刀、镊子、剪、血管钳等。

【注意事项】

1. 颈部皮肤很薄，切口不宜过深。
2. 颈部结构多，各结构之间的毗邻关系复杂，解剖时应认真辨认。

【实验步骤与内容】

一、颈前区和胸锁乳突肌区

（一）切口

人体标本仰卧位，项部垫高（或将头拉向解剖台边），使头尽量后仰：①沿颈前正中从颏部至胸骨柄上缘做一纵切口。②自正中切口上端沿下颌骨下缘向两侧至乳突做一横切口。③自正中切口下端沿锁骨向外至肩峰做一横切口。

（二）解剖颈部浅层结构

1. 翻皮：自中线将皮肤剥离翻向外侧，直到斜方肌前缘，显露颈阔肌。
2. 观察颈阔肌并沿锁骨切断（不可过深），在尽量保留颈阔肌深面的浅筋膜原则下，将颈阔肌向上翻至下颌骨下缘处。

3. 观察浅静脉

（1）颈前静脉　位于正中线两侧的浅筋膜内，自上而下追踪其穿入深筋膜处，左、右颈前静脉间有吻合支，称颈静脉弓。

（2）颈外静脉　位于胸锁乳突肌表面，斜向外下，至锁骨中点上方约 2cm 处穿入深筋膜，汇入锁骨下静脉或颈内静脉，颈外静脉周围有颈外侧浅淋巴结。

4. 寻找颈丛的四大皮支：在胸锁乳突肌后缘中点的浅筋膜内。

（1）耳大神经　较粗大，沿胸锁乳突肌表面上行，追踪至耳郭及腮腺区。

（2）颈横神经　横过胸锁乳突肌表面，分布于颈前区。

（3）枕小神经　穿出点稍高，分布至枕区。注意勿损伤副神经。

（4）锁骨上神经　分为 3 支，因穿出点位置较深，故可在锁骨外侧 2/3 浅筋膜内寻找，再向上追踪其主干。

（三）解剖舌骨上区的深层结构

1. 颏下三角：由左、右二腹肌前腹和舌骨体围成，剥除颈筋膜浅层，显露此三角底（下颌舌骨肌）。

2. 下颌下三角：由二腹肌前、后腹和下颌骨下缘围成。三角内有被颈筋膜浅层包裹的下颌下腺、下颌下淋巴结和面动、静脉；深部还有舌动、静脉，舌下神经和舌神经等。

3. 切开颈筋膜浅层，显露下颌下腺：在咬肌附着点前缘、下颌下腺与下颌骨下缘之间寻找面动脉，并追踪至颈外动脉。

4. 切断二腹肌前腹的起端，翻向外下，修洁下颌舌骨肌，沿正中线及舌骨体切断该肌的附着点，将下颌舌骨肌翻向上，显露舌骨舌肌，并在该肌表面寻认舌下神经，沿舌下神经向后上方追踪，寻找颈袢上根。

5. 寻找舌动脉及其伴行静脉：位于舌骨大角上方与舌下神经之间。

（四）解剖舌骨下区和胸锁乳突肌区的深层结构

1. 在保留颈丛诸皮支、颈外静脉前提下，剥除颈筋膜浅层，显露肌三角、颈动脉三角和胸锁乳突肌区。

2. 切断胸锁乳突肌的起端，向外上翻至其上 1/3 的深面时，找出有分支进入该肌的副神经外支和胸锁乳突肌动脉，在保留副神经外支及颈丛诸皮支的前提下，将该肌翻至止点处。

3. 解剖肌三角的内容：切断颈前静脉上端向下翻，修洁舌骨下诸肌，并注意在各肌下份外侧缘的筋膜中，寻找由颈袢分出至各肌的神经，并向上追踪颈袢。在胸骨柄上缘处切断胸骨舌骨肌翻至舌骨，修洁其深面的胸骨甲状肌和甲状舌骨肌，在胸骨甲状肌下端切断该肌并向上翻至甲状软骨。

（1）观察甲状腺鞘（即假被膜）：由颈筋膜中层包裹甲状腺形成，观察甲状腺左、右侧叶的形态及峡的位置，在峡的上方有时向上伸出的锥状叶。

（2）在甲状腺前面切开假被膜，观察被覆于甲状腺实质表面的纤维囊（即真被膜），真、假被膜之间（又称外科间隙）是一些疏松结缔组织，内有甲状腺的血管和神经及上、下甲状旁腺；注意观察甲状腺悬韧带。

（3）寻找甲状腺周围的血管和神经

①在甲状腺侧叶的上极附近寻找甲状腺上动、静脉，并在其内后方找出与其伴行的喉上神经外支，注意观察外支离开该动脉处距甲状腺上极的距离，进一步沿甲状腺上动脉向上寻找喉上动脉及与其伴行的喉上神经内支，并追踪至穿入甲状舌骨膜处。

②在甲状腺峡下方的气管前间隙内，寻找甲状腺最下动脉（有时缺如）及奇静脉丛。

③在甲状腺侧叶外侧缘中份，找出甲状腺中静脉，追踪至颈内静脉，观察后切断。

④在甲状腺下极附近寻找甲状腺下动脉，并在气管、食管之间找出喉返神经，注意观察左、右侧喉返神经在行程上的区别及其与甲状腺下动脉的交叉关系。

4. 解剖颈动脉三角

（1）沿颈内静脉及颈动脉鞘的周围，检查颈外侧深淋巴结群，它以肩胛舌骨肌中间腱为界分为上、下两群，观察后可去掉。向上追寻来自舌下神经的颈袢上根（即舌下神经降支）及来自颈丛的颈袢下根。

（2）纵向切开颈动脉鞘，显露其内容：颈内静脉（位于外侧），颈内动脉和颈总动脉（位于内侧），迷走神经（位于两者后方）。

（3）向上修洁颈总动脉，约平甲状软骨上缘处，可见颈总动脉分为颈内动脉和颈外动脉，观察颈动脉窦及颈动脉小球。

（4）修洁颈外动脉并找出其分支：甲状腺上动脉、舌动脉、面动脉。

（5）沿已解剖的喉上神经向上追寻至由迷走神经分出处为止（如位置太高应适可而止）。

（6）将颈动脉鞘向外拉开，在前斜角肌表面的椎前筋膜深面，寻找自颈丛发出的膈神经和交感干，约在平第 6 颈椎高度，寻找颈中神经节（较小，或不明显）。

二、解剖颈外侧区

将胸锁乳突肌、颈丛皮支恢复原位，观察颈外侧区的范围、所包含的三角及境界。

（一）解剖枕三角

在胸锁乳突肌中、上 1/3 交点处的颈筋膜浅层深面寻找副神经外支和第 3、4 颈神经至斜方肌的分支。

（二）解剖锁骨上大窝

锯除锁骨。先离断胸锁关节再在锁骨的中、外 1/3 交界处用钢锯锯断锁骨，取下内侧 2/3 段。注意在取锁骨时，先剥离骨膜，以保持锁骨下肌完整，以利于保护深部的血管、神经。

三、解剖颈根部（除去锁骨）

（一）显露椎动脉三角

椎动脉三角范围：内侧界为颈长肌外侧缘，外侧界为前斜角肌内侧缘，下界为锁骨下动脉第 1 段。三角内有椎动、静脉，胸膜顶，并在椎动脉的后方找到交感干的颈下（星状）神经节。

（二）观察锁骨下动脉行径与毗邻

1.锁骨下动脉第 1 段　位于前斜角肌内侧，该动脉上缘由内向外发出椎动脉、甲状颈干；下缘与椎动脉相对处发出胸廓内动脉；锁骨下动脉前方右侧有右迷走神经，左侧有左膈神经下行入胸腔；锁骨下动脉前下方有锁骨下静脉与其伴行；后方为胸膜顶。

2.锁骨下动脉第 2 段　位于前斜角肌后面，其后方有臂丛下干。

3.锁骨下动脉第 3 段　在前斜角肌与第 1 肋外侧，有时此段可发出颈横动脉或肩胛上动脉。

（三）寻找胸导管和右淋巴导管

在左颈根部，于颈内静脉末端或在静脉角处，可见胸导管呈串珠状，绕过颈动脉鞘后方跨过左锁骨下动脉前方注入静脉角，颜色较浅，很像小静脉。在右颈根部的静脉角附近，仔细辨认右淋巴导管。

（四）修洁颈内静脉和颈总动脉

修洁颈内静脉和颈总动脉并向下追踪位于两者之间的迷走神经。注意左、右迷走神经行程的不同，并注意保护横过颈内静脉和颈总动脉后方的胸导管。

（五）修洁锁骨下静脉并观察其毗邻关系

静脉前方为锁骨，静脉与锁骨之间有锁骨下肌；下方紧贴第 1 肋；后方与前斜角肌下端、膈神经和胸膜顶相邻；后上方为锁骨下动脉及臂丛。沿锁骨下静脉向内追踪其至胸膜顶的前方（相当锁骨内侧端的后方），观察其与颈内静脉汇合成头臂静脉及形成静脉角的情况。将已取下的锁骨放回原位，观察锁骨下静脉的体表投影。

（六）修洁颈横动脉和肩胛上动脉

在前斜角肌表面复查已找出的膈神经，寻找起自甲状颈干或锁骨下动脉的颈横动脉、肩胛上动脉。沿颈横动脉周围寻认锁骨上淋巴结。

【实验测试】

测试考核要点：显示颈阔肌、颈外静脉、颈丛皮神经、颈袢、下颌下三角、胸锁乳突肌、颈动脉三角、肌三角、甲状腺、甲状旁腺、枕三角、副神经、锁骨下动脉、椎动脉三角、椎动脉。

【复习思考】

1.什么是颈动脉鞘？其内容排列关系如何？

2.简述甲状腺的位置、毗邻和血管供应。做甲状腺大部切除，由浅入深要经过哪些层次？结扎甲状腺血管时应注意什么问题？

3.颈段气管前面由浅入深有哪些结构？做低位气管切开术时应注意什么？并可能损伤哪些结构？

4.臂丛锁骨上入路的进针部位及注意事项如何？

5. 简述椎动脉三角的境界和内容。

实验三　胸壁、膈

【实验目的】

1. 掌握　胸壁的构成和层次，肋间隙内容与胸膜腔穿刺的关系。
2. 熟悉　女性乳房的构造、淋巴回流；膈的裂孔及薄弱区。

【实验教具】

1. 完整人体标本。
2. 胸部图片、胸部解剖操作视频。
3. 解剖器械：解剖刀、剪、镊（有齿、无齿）、止血钳、肋骨剪、板锯、骨膜剥离器。

【注意事项】

1. 在浅筋膜寻认肋间神经外侧皮支及前皮支，与其伴行血管可边翻浅筋膜边寻认。
2. 剪肋前要在肋间隙先游离壁胸膜，剪肋要尽量整齐。
3. 开胸时注意其深面的胸骨心包上、下韧带。

【实验步骤与内容】

一、皮肤切口

人体标本仰卧位，皮肤切口如下：①沿胸部正中线自胸骨柄上缘向下至剑突做一纵切口。②自纵切口上端向外侧沿锁骨切至肩峰。③自纵切口下端向外下沿肋弓下缘切至腋后线。④自纵切口下端向外上方切至乳晕，环绕乳晕（如为女性标本则环绕乳房）继续向外上方切至腋前襞上部转向臂内侧切至臂上、中 1/3 交界处，并在该处做一水平切口。⑤将皮瓣翻向外侧，显露浅筋膜。

二、解剖浅筋膜

注意观察肋间神经前皮支和伴行的胸廓内动脉穿支，在腋中线附近观察肋间神经的外侧皮支及肋间臂神经，在锁骨中点处寻认锁骨上神经。

三、解剖肌层及锁胸筋膜

1. 显露胸大肌、三角肌，然后在三角肌胸大肌间沟切开深筋膜，找到头静脉末段，向近侧修洁至锁骨下窝处，细心剥离，避免伤及深部的锁胸筋膜及其穿经结构。

2. 切断三角肌起端前部向外翻，紧贴肋骨、锁骨切断胸大肌，将胸大肌充分翻向外侧，至其止点处，注意保留进入胸大肌的胸肩峰血管和胸外侧神经（从锁胸筋膜穿出）。

3. 显露锁胸筋膜：位于锁骨、胸小肌、喙突之间，有胸肩峰血管、胸外侧神经和头静脉通过。锁胸筋膜的深面是腋静脉。

4. 切断胸小肌：靠近胸壁切断并向外翻至喙突处，保留进入胸小肌的胸内侧神经及伴行血管。

四、解剖肋间肌

在胸骨稍外侧，沿第 3 或第 4 肋软骨下缘剪断肋间外膜宽约 2cm，可见深面的肋间内肌。沿腋前线第 4 或第 5 肋下缘，先后剪断肋间外肌和肋间内肌宽约 2cm，游离肋下缘的肋间后血管和肋间神经主干，并观察其排列关系。

五、开胸

1. 离断胸锁关节，锯断时注意保护深部结构。

2. 将前锯肌的起点自肋骨上剥离下来，翻至腋中线（注意保护在前锯肌表面下降的胸长神经、胸外侧血管）。再将腹外斜肌的起始肌齿钝性剥离下来，充分显露肋骨和肋间外肌。观察肌纤维走向及肋间外膜。透过肋间外膜可见其深面的肋间内肌，观察其纤维走向。

3. 沿腋中线自上而下将第 1～9 肋间隙的肋间肌剔除，伸入手指将贴附于胸壁内面的壁胸膜推开。

4. 用肋骨剪沿腋中线依次剪断第 2～10 肋骨。在前斜角肌附着处内侧剪断第 1 肋，用手指或刀柄伸入胸骨柄后方分离结缔组织，切断两侧的胸廓内动、静脉，用力从上方将胸前壁掀起，边掀边用手钝性剥离壁胸膜，将胸前壁翻向下方，紧贴胸壁切断膈，并沿腋中线的延长线切断腹壁至髂前上棘处。

5. 翻开胸前壁：用一只手向胸骨柄提起胸前壁，另一只手将深面结构后压，至第 8 肋间隙，自腋前线向内侧剪断肋间组织 3～4cm，翻开胸壁。在稍提起胸前壁时，距起点约 2cm 处剪断胸廓内血管。

6. 观察胸横肌：透过胸内筋膜观察。

7. 解剖胸廓内动、静脉：纵行剪开胸横肌，暴露胸廓内血管下段，追踪至肌膈动脉与腹壁上动脉分支处。

8. 解剖肋间后血管和肋间神经：在第 4 或第 5 肋间隙剪开肋胸膜和胸内筋膜，分离肋间后血管、肋间神经的主干及其在肋角处发出的分支，观察其在肋沟处的排列顺序。

9. 膈的裂孔及薄弱区：在解剖完腹腔后再来观察和解剖。

【实验测试】

测试考核要点：显示肋间神经，胸大肌，锁胸筋膜，胸小肌，三角肌，肋间肌，胸廓内动、静脉，肋间神经，锁骨上神经，膈。

【复习思考】

1. 什么是肋膈隐窝？有何意义？
2. 简述胸膜腔穿刺所经过的层次。
3. 简述出入肺门的结构及其排列规律。
4. 简述膈的 3 个裂孔的名称、穿经结构。

实验四　胸腔及脏器、纵隔

【实验目的】

1. 掌握　胸膜腔的构成和胸膜的分部，纵隔的分部和各部结构的位置与毗邻。
2. 熟悉　肺的分段。

【实验教具】

1. 已开胸的标本。
2. 胸部图片、胸部解剖操作视频。
3. 解剖器械：解剖刀、剪、镊（有齿、无齿）。

【注意事项】

1. 切断肺根时要稍靠肺门，取肺时先将肺稍做游离。
2. 心包窦要用手指进行探查。

【实验步骤与内容】

一、探查胸膜腔

1. 剥除上纵隔前部的胸腺或其残遗，观察胸膜顶和胸膜前界的位置。

胸膜顶向上突入颈根部，在锁骨内侧 1/3 上方 2 ~ 3cm。两侧壁胸膜前界均起自胸膜顶，经胸锁关节后方向内下方斜行至第 2 胸肋关节处，两侧靠拢并垂直向下。右侧在第 6 胸肋关节处转为下界。左侧在第 4 胸肋关节水平转向左下方呈弓状沿胸骨左缘外侧约 2.5cm 处向下斜行，至第 6 肋软骨中点处移行为下界，在胸骨体下半左侧及左侧第 4、5 肋间隙前份的后方，心包表面无壁胸膜覆盖，直接与胸前壁相贴，称为心包裸区。

2. 在第 2 ~ 6 前肋高度之间将肋胸膜做"工"字形切口，打开胸膜腔。手伸入胸膜腔内向上、下方探查，以确认胸膜顶、肋膈隐窝和胸膜下界、肋纵隔隐窝和胸膜前界、肺韧带。

二、取肺

1. 解剖左肺根结构　分离肺根，观察肺根内结构的排列关系，前有膈神经和心包膈血管，后有迷走神经。
2. 取左肺　平肺门处切断肺根和肺韧带，取出肺。切断肺根时应尽量靠近肺门，以免损坏纵隔结构和肺组织。在离体肺上观察肺的分叶、斜裂和右肺水平裂的走行，以及肺门结构的排列关系。
3. 解剖右肺根　前有膈神经、心包膈血管，后有迷走神经，上方有奇静脉弓。
4. 取右肺　同左肺。

三、纵隔侧面观

1. 纵隔左侧面　左肺根上方是主动脉弓。主动脉弓向上发出左颈总动脉和左锁骨下动脉。左头臂静脉横过主动脉弓分支的前方。

左肺根前方为心包、左膈神经、心包膈血管；后方为左迷走神经、主动脉胸部。主动脉弓的后方为气管和食管胸部。由左膈神经、左迷走神经和左肺动脉围成动脉导管三角，内有动脉韧带、左喉返神经。在左锁骨下动脉与主动脉弓、脊柱围成的食管上三角内，有食管上段和胸导管；由心包后缘、主动脉胸部、膈围成食管下三角，有食管下段。

2. 纵隔右侧面　右肺根上方是奇静脉弓，向前注入上腔静脉，头臂干自主动脉弓发出后分为右颈总动脉和右锁骨下动脉。

右肺根前方为心包、右膈神经、心包膈血管；心包后方有食管胸部、主动脉胸部、右迷走神经、右侧交感干、奇静脉、胸导管等。

四、解剖上纵隔

1. 解剖胸腺　观察其毗邻，将其上翻。

2. 解剖头臂静脉和上腔静脉　分离主干及其属支，先结扎左头臂静脉，在靠近上腔静脉处剪断左头臂静脉，将其翻向左侧。

3. 解剖主动脉弓及其分支　清理主动脉弓发出的 3 大分支。

观察主动脉弓及其分支的毗邻。清理动脉导管三角内的动脉韧带、左喉返神经和心浅丛，并注意左喉返神经的走向及其与动脉韧带的毗邻关系。

4. 解剖气管颈部和主支气管　在左颈总动脉与头臂干起点处剪断主动脉弓，将其翻向两侧。清理气管颈部、主支气管、气管支气管淋巴结和气管旁淋巴结，游离位于气管杈前方的心深丛。比较左、右主支气管的形态特点，观察其毗邻。

五、解剖中纵隔

1. 解剖膈神经和心包膈血管　先观察，再纵行剪开纵隔胸膜，分离膈神经和心包膈血管。

2. 切开心包　观察心包前、侧壁的毗邻。于膈神经和心包膈血管的前方和膈上1.5cm 处做 "U" 形剪口并上翻心包。

3. 探查心包窦　触摸浆膜性心包脏、壁两层的返折部位，观察与心相连的大血管。用示指伸入升主动脉和肺动脉的后面与上腔静脉和左心房的前面之间，探查心包横窦。将手伸入左心房后壁与心包后壁之间，探查心包斜窦。向前托起心，观察心包斜窦境界。在心包前壁与下壁的返折处，用一手指探查心包前下窦。

4. 取心　在心包内剪断与心相连的大血管，取心。

六、解剖后纵隔

1. 解剖迷走神经　剖开纵隔胸膜，游离迷走神经的上段和喉返神经：①左喉返神经：绕主动脉弓或动脉韧带的主动脉端，再沿气管与食管之间的沟上行至颈部。②右喉返神经：绕右锁骨下动脉。

2. 解剖食管　探查食管后隐窝，剖开纵隔胸膜，清理食管。

3. 解剖胸主动脉　剖开左侧纵隔胸膜，观察其分支及毗邻。

4. 解剖奇静脉、半奇静脉和副半奇静脉　剖开肋胸膜。

5. 解剖胸导管　①下段：将食管推向左侧，在胸主动脉和奇静脉之间的结缔组织中分离胸导管下段。②中段：食管与脊柱间。③上段：食管上三角内，食管壁左侧。

6. 解剖胸交感干及内脏大、小神经　清理肺丛，食管前、后丛。

【实验测试】

测试考核要点：显示胸膜腔、胸膜顶、肋膈隐窝、左肺根、左肺、右肺根、右肺、上纵隔、中纵隔、下纵隔、喉返神经、食管、胸主动脉、奇静脉、半奇静脉和副半奇静脉、胸导管。

【复习思考】

1. 简述出入肺门的结构及其排列规律。

2. 简述上纵隔的主要器官及分层情况。

3. 简述左、右肺根的毗邻。

实验五　腹前外侧壁

【实验目的】

1. 掌握　腹前外侧壁的层次及结构特点，腹股沟三角的围成，腹股沟管的形态及通过结构。

2. 熟悉　浅筋膜特点、血管分布，腹直肌鞘的形成，阔肌的肌纤维方向。

【实验教具】

1. 人体标本，腹壁示教标本；腹股沟管模型。

2. 腹前外侧壁图片、解剖操作视频。

3. 解剖器械。

【注意事项】

1. 腹股沟处皮肤切口宜浅，以免损伤该处的浅血管。

2. 注意保留好腹股沟管浅环。

3. 腹内斜肌与腹横肌结合较紧，需细心分离。

【实验步骤与内容】

一、切口

人体标本仰卧位，做如下皮肤切口：①自剑突循前正中线向下环绕脐切至耻骨联合上缘。②自剑突向两侧沿肋弓向外下切至腋中线。③自耻骨联合上缘沿腹股沟向外切口直至髂前上棘。将皮瓣翻向两侧。

二、解剖浅筋膜

1. 解剖浅动脉、静脉 在髂前上棘与耻骨结节连线中点下方 1.5cm 附近，寻找旋髂浅动脉和腹壁浅动脉及其外侧的同名浅静脉。在脐周看到的静脉为脐周静脉网。

2. 解剖腹壁下部的浅筋膜 经髂前上棘平面做一水平切口，长约 10cm，深至腹外斜肌腱膜浅面为度，用刀柄钝性剥离，可看到浅层富含脂肪，为 Camper 筋膜；深层为富含弹性纤维的膜性组织，为 Scarpa 筋膜。将手指伸入 Scarpa 筋膜与腹外斜肌腱膜之间，向内、向下探查 Scarpa 筋膜的附着点。

3. 解剖肋间神经的皮支 剔除浅筋膜，在前正中线旁剖出肋间神经的前皮支，在腋中线的延长线上剖出肋间神经的外侧皮支。在耻骨联合的外上方找到髂腹下神经、髂腹股沟神经的皮支。

辨认并保留以上结构，切除全部浅筋膜，显露腹壁肌层。

三、解剖腹前外侧壁的肌肉和肌间血管、神经

1. 观察腹外斜肌及其腱膜，平脐做一水平切口至腹直肌外侧缘，再沿腋中线和髂嵴切至髂前上棘，将腹外斜肌翻向内侧，显露腹内斜肌，观察腹内斜肌及其腱膜。

2. 平脐、平髂前上棘各做一水平切口至腹直肌外侧缘，沿腋中线切开腹内斜肌，将其翻向内侧。腹内斜肌与腹横肌结合甚牢，其间有第 7～11 肋间神经、肋下神经及其伴行的血管经过。

3. 观察腹横肌的纤维走向及移行为腱膜的部位。

4. 在白线的两侧一横指处纵向切开腹直肌鞘前层，向两侧分离鞘前层，显露腹直肌。

5. 钝性分离腹直肌，检查其深面，观察第 7～11 肋间神经、肋下神经及相应血管分支进入腹直肌的情况。平脐横断腹直肌并翻向上、下方，在其后面寻找腹壁上、下动脉。腹壁下动脉、腹直肌外侧缘和腹股沟韧带内侧半所围成的三角形区域，称为腹股沟三角。

6. 观察弓状线：在脐下 4～5cm 处，腹直肌鞘后层呈现弓形游离下缘，即弓状线，此线以下，腹直肌直接与腹横筋膜相贴。

四、解剖腹股沟管

1. 观察腹外斜肌和腹股沟管浅环。观察腹外斜肌腱膜，其下缘增厚形成腹股沟韧带。在耻骨结节外上方清理出腹股沟管浅环。用刀柄钝性分离精索（或子宫圆韧带）的内侧和外侧，显露浅环的内、外侧脚，内、外侧脚分别附着于耻骨联合、耻骨结节。观察脚间纤维。

2. 在人体标本、腹股沟管标本及模型上观察以下结构。

（1）腹股沟管四壁 前壁浅层为腹外斜肌腱膜，深层在管的外 1/3 处有腹内斜肌的起始部；后壁为腹横筋膜，在管的内侧 1/3 处有联合腱；上壁为腹内斜肌与腹横肌的弓状下缘；下壁为腹股沟韧带。

（2）腹股沟管两口 内口为腹股沟管深环，位于腹股沟韧带中点上方约一横指处，是腹横筋膜外突形成的一个卵圆形孔；外口即腹股沟管浅环。

（3）内容　男性有精索，女性有子宫圆韧带通过。

【实验测试】

测试考核要点：显示腹直肌（鞘）、腹外斜肌、腹内斜肌、腹横肌及其腱膜，弓状线、白线、腹股沟管浅环、腹股沟管深环、精索，Camper筋膜、Scarpa筋膜、肋间神经、腹壁下动脉。

【复习思考】

1. 什么是腹股沟三角？有何意义？
2. 试述腹前外侧群肌的位置关系。
3. 经腹直肌切口、阑尾交错切口进入腹膜腔，需经过哪些层次结构？
4. 试述腹股沟管的位置、构成及内容，在进行疝修补手术时应注意哪些神经、血管？

实验六　腹膜、结肠上区

【实验目的】

1. 掌握　胃、十二指肠、肝、肝外胆道、脾的位置、形态及动脉分布，肝门静脉的组成。
2. 熟悉　腹膜的形成物，胃的神经分布，各器官的韧带配布，肝的分叶分段。

【实验教具】

1. 人体标本，腹部示教标本。
2. 腹腔脏器、肝门静脉模型。
3. 腹部解剖操作视频。
4. 解剖器械。

【注意事项】

1. 先观察腹膜和腹膜腔结构，再进行结肠上区的解剖。
2. 注意保护好血管、神经。

【实验步骤与内容】

一、腹膜

用手探查、扪摸腹膜及腹膜腔，观察完毕后应将内脏恢复原位。

（一）打开腹膜腔

自剑突沿前正中线至耻骨联合，切开腹壁深达壁腹膜。在脐上方中线处先将壁腹膜切一小口，用刀柄或手指探查，并推开大网膜及小肠等。然后将左手示指和中指伸入腹膜腔内，提起腹前外侧壁，使壁腹膜与内脏分开，向上、下切开壁腹膜使之与腹壁切口等长。再平脐下缘处做一水平切口，切开腹前外侧壁各层，直至腋中线附近。将切开的腹壁翻向四周，打开腹膜腔，可见肝左叶、胃前壁及盖于肠祥表面的大网膜。

（二）观察与比较腹膜及腹膜腔的境界

将肋弓提起，伸手于肝与膈之间，向上可达膈穹窿，为腹腔及腹膜腔的上界。把大网膜及小肠祥轻轻翻向上方，可见小骨盆上口，此即腹腔的下界，但腹膜腔经小骨盆上口入盆腔。

（三）观察腹膜形成的结构

1. 观察网膜 将肝的前缘提向右上方，观察由肝门移行至胃小弯和十二指肠上部的小网膜。观察大网膜下缘的位置、上缘的附着点，查看胃大弯与横结肠之间的大网膜是否形成胃结肠韧带。

2. 探认肝的韧带 上提右侧肋弓，将肝推向下方，从左侧观察矢状位的镰状韧带。用拇指和示指搓捻其游离下缘，探知其内的肝圆韧带。将手插入肝右叶与膈之间，向肝的后上方探查，触及指尖者为冠状韧带上层。将手移至肝左叶与膈之间，向后探查，触及指尖者为左三角韧带。此时，将手左移，可触及左三角韧带的游离缘。

3. 扪摸胃与脾的韧带 将胃底推向右侧，尽可能地暴露胃脾韧带。将右手由脾和膈之间向后伸入，手掌向脾，绕脾的后外侧，可伸达脾与肾之间，指尖触及的结构为脾肾韧带。在脾的下端检查脾结肠韧带。注意胃脾韧带、脾结肠韧带与大网膜的关系。

4. 辨认十二指肠空肠襞 将横结肠翻向上，在十二指肠空肠曲左缘、横结肠系膜根下方、脊柱左侧的腹膜皱襞，即十二指肠空肠襞。

5. 观察系膜 将大网膜、横结肠及其系膜翻向上方。把小肠推向一侧，将肠系膜根舒展平整，观察肠系膜的形态，扪认肠系膜根的附着。将回肠末段推向左侧，在盲肠下端寻找阑尾，将阑尾游离端提起，观察阑尾系膜的形态、位置。将横结肠、乙状结肠分别提起，观察其系膜并扪认系膜根的附着。

（四）探查膈下间隙

1. 探查右肝上间隙 将手伸入肝右叶与膈之间，探查右肝上间隙的范围。

2. 探查左肝上间隙 将手伸入肝左叶与膈之间，探查左肝上间隙的范围。触摸左三角韧带游离缘，左肝上前间隙和左肝上后间隙在此处相交通。

3. 探查右肝下间隙 此间隙向上可达肝右叶后面与膈之间，向下通右结肠旁沟。其后份为肝肾隐窝，在平卧时为腹膜腔最低点，故常有积液。

4. 查认左肝下间隙 探查左肝下前间隙的境界。胃和小网膜后方为左肝下后间隙，即网膜囊。沿胃大弯下方一横指处剪开胃结肠韧带，注意勿损伤沿胃大弯走行的胃网膜左、右动脉。将右手由切口伸入网膜囊内，向上可达胃和小网膜的后方。再将左手示指伸入肝十二指肠韧带后方，使左右手会合，左示指所在处即为网膜孔。

（五）观察结肠下区

翻动小肠祥和小肠系膜根，观察左、右系膜窦，前者可直接通往盆腔，后者下方有横位的回肠末段阻隔。在升、降结肠的外侧，观察左、右结肠旁沟，探查其向上和向下的交通。

（六）探查陷凹

在男性标本上探查直肠膀胱陷凹，在女性标本上探查直肠子宫陷凹和膀胱子宫陷凹。

（七）观察腹前壁下份的腹膜皱襞和窝

观察腹前壁下部内表面的脐正中襞、脐内侧襞和脐外侧襞，膀胱上窝，腹股沟内、外侧窝。剥去壁腹膜，观察其覆盖的结构。

二、结肠上区

（一）解剖胃的血管、淋巴结及神经

1. 沿镰状韧带左侧切除肝左叶，尽量将肝向上拉以暴露小网膜，于胃小弯的中份剖开小网膜并清除少量脂肪后即可找到胃左动脉及伴行的胃冠状静脉，并至胃贲门处，追踪至其起自腹腔干处。

2. 沿胃小弯向右清理出胃右动、静脉及沿两者排列的胃右淋巴结，经过胃的幽门上缘追踪胃右动脉直至肝固有动脉。

3. 在食管下端、贲门前方的浆膜下，仔细分离迷走神经前干，找出由其发出的肝支与胃前支。

4. 尽量将胃小弯向下拉，自贲门处继续解剖胃左动脉，至网膜囊后壁，见其起自腹腔干。

5. 将胃小弯拉向前下方，在食管下端、贲门后方的浆膜下，分离出迷走神经后干及其发出的腹腔支与胃后支。

6. 在腹腔干前方继续向下方追踪胃冠状静脉，见其与肝总动脉伴行，最终注入肝门静脉。

7. 在距胃大弯中份的下方约1cm处，横行剖开大网膜，找出胃网膜左动脉及胃网膜右动脉。向右清理胃网膜右动脉直至幽门下方，证实它发自胃十二指肠动脉。向左清理胃网膜左动脉至其发自脾动脉处。在脾门处解剖胃脾韧带寻认由脾动脉分出的 2 ~ 4 支胃短动脉行向胃底。

（二）解剖脾动、静脉和肝总动脉

1. 脾动脉　将胃翻起后，在胰的上缘清理出脾动脉，并追踪其至腹腔干。自腹腔干继续向左清理脾动脉。它沿胰上缘左行，沿途分出胰支供给胰腺。在进入脾门以前分出胃网膜左动脉，沿胃大弯向右行。

2. 脾静脉　脾静脉与脾动脉伴行，并居其下方。切断脾动脉的胰支后，将胰上缘下翻，即可见到脾静脉。向右追踪脾静脉至胰颈的后方，见其与肠系膜上静脉会合成肝门静脉。同时注意可能注入脾静脉的肠系膜下静脉。

3. 肝总动脉　从腹腔干向右，找出肝总动脉，清理其分支胃十二指肠动脉。肝总动

脉经十二指肠上部后方，胆总管的左侧下行，分出胃网膜右动脉及胰十二指肠上动脉。

（三）解剖肝十二指肠韧带和肝外胆道

1. 肝门静脉　纵行剖开肝十二指肠韧带，暴露左前方的肝固有动脉和右前方的胆总管和后方的肝门静脉。清理肝门静脉，观察其属支，并向上追踪至肝门处，分为左、右支进入肝门。

2. 肝固有动脉　追踪肝固有动脉至肝门处，分为肝左、右动脉。

3. 胆总管、胆囊动脉　向上追踪胆总管，可见其由肝总管和胆囊管合成。观察胆囊及胆囊三角，在此三角内找寻胆囊动脉。

【实验测试】

测试考核要点：显示腹膜腔、大网膜、小网膜、肝十二指肠韧带、肠系膜、胃左动脉、胃右动脉、胃网膜左动脉、胃网膜右动脉、脾动脉、脾静脉、肝总动脉、肝门静脉、胆总管、胆囊动脉。

【复习思考】

1. 什么是 Glisson 系统？有何意义？
2. 什么是胆囊三角（Calot 三角）？有何内容物？
3. 供应胃的动脉有哪些？试述其来源与分布。
4. 肝十二指肠韧带内有何重要结构？位置关系如何？术中怎样确认胆总管？
5. 脾切除术要切断哪些韧带、结扎哪些血管？

实验七　结肠下区、腹膜后隙

【实验目的】

1. 掌握　空回肠动脉分布特点，结肠形态特征，阑尾的位置，肾的位置及毗邻。
2. 熟悉　输尿管行程，腹主动脉分支，肾上腺的位置及形态，各器官的血管分布。

【实验教具】

1. 整具人体标本，腹部示教标本。
2. 腹部图片，腹腔脏器模型，游离肾模型。
3. 腹部解剖操作视频。
4. 解剖器械。

【注意事项】

1. 先观察各段肠管，再进行结肠下区的解剖。
2. 注意保护好血管、神经。
3. 操作完毕，将所有脏器或结构复位。

【实验步骤与内容】

一、结肠下区

（一）区分各段肠管

1. 区别大、小肠　寻找结肠的结肠带、结肠袋和肠脂垂，以此区别大肠和小肠。
2. 确认十二指肠空肠曲　将横结肠向上提起，摸到脊柱，小肠袢固定于脊柱处的肠管即为十二指肠空肠曲。将其拉紧，其与脊柱间的腹膜皱襞为十二指肠悬韧带。
3. 区分空肠和回肠　以位置、管径和血管弓的多少等来区别。
4. 寻找盲肠、阑尾　以盲肠的结肠带为标志，向下追踪可找到阑尾根部。
5. 辨别结肠各部分　依次找到升结肠、横结肠、降结肠和乙状结肠。

（二）解剖肠系膜上动、静脉

1. 剥离胰表面的腹膜，将其下缘向上翻起，便可暴露脾静脉和肠系膜下静脉。在肠系膜下静脉的右侧为十二指肠空肠曲。沿此曲的右缘，纵行划开腹膜，找到经胰与十二指肠水平部之间潜出的肠系膜上动脉。向上追踪该动脉，可见其走行于脾动脉后方，起自腹主动脉。自肝门静脉向下清理肠系膜上静脉（它位于同名动脉的右侧）。
2. 将大网膜、横结肠及其系膜翻向上方，将全部系膜、小肠推向左侧，暴露肠系膜根，观察其附着在腹后壁的位置，小心分离并切开肠系膜根全长，解剖肠系膜上动、静脉的分支或属支。
3. 沿肠系膜上动脉的左缘解剖出一排空、回肠动脉，见其进入肠系膜内，观察空、回肠血管弓的配布。
4. 从肠系膜根部向右剥离腹膜，直至回盲部、升结肠与横结肠。切勿损伤腹膜外任何结构。沿肠系膜上动脉右缘，自上而下，解剖出中结肠动脉、右结肠动脉及回结肠动脉。解剖观察阑尾动脉的起止及其与阑尾系膜的关系。
5. 从十二指肠水平部的上缘，找寻胰十二指肠下前、下后动脉，并追踪至肠系膜上动脉。

（三）解剖肠系膜下动、静脉

1. 在十二指肠空肠曲的左侧，可找到一个纵行的腹膜皱襞，切开此皱襞即可暴露肠系膜下静脉。向上追踪该静脉可见其多汇入脾静脉。
2. 沿肠系膜下静脉处的腹膜切口，分别往左右两侧剥离系膜根与降结肠之间的腹膜。切勿损伤腹膜外各结构。
3. 在肠系膜下静脉之右侧，找出左结肠动脉，循该动脉往下，追踪肠系膜下动脉本干至十二指肠水平部的后方，可见其起源于腹主动脉（多平第3腰椎）。解剖出左结肠动脉的上下两支、乙状结肠动脉和直肠上动脉。
4. 将肠系膜下动脉推向左侧，并将十二指肠水平部往上推开，小心清除动脉根部的淋巴结、结缔组织，可看到由神经围绕的粗大的腹主动脉。向下追踪时可见腹主动脉平第4腰椎处分为左、右髂总动脉。在左、右髂总动脉之间可见下腔静脉的起始部及左髂总静脉位于同名动脉的内侧。

5.清除右髂总动脉右侧的结缔组织后，可见右髂总静脉，与左髂总静脉在第5腰椎的右前方汇合成下腔静脉。清除腹主动脉右侧的结缔组织，即可见粗大的下腔静脉。

（四）观察十二指肠和胰及其周围血管的联属

将十二指肠降部提起翻向左侧，检查跨过十二指肠水平部后方的结构（肝门静脉、胆总管、胃十二指肠动脉等）及位于胰后方的结构。复查前已解剖过的肝门静脉和肠系膜上动、静脉等。沿十二指肠降部的左侧面，追踪胆总管，观察其与胰管汇合后的开口情况。检查在胰管的上方有无副胰管存在。

二、腹膜后隙

（一）一般观察

清除腹后壁残存的腹膜，观察腹膜后隙的境界、交通、内容及各结构间的排列关系。

（二）解剖腹后壁的血管和淋巴结

1.翻开腹膜即可见覆盖在肾前方的肾前筋膜，将其纵行切开。

2.剥去中线附近的肾前筋膜，显露腹主动脉和下腔静脉。

3.将肠系膜翻向右上方，在肠系膜上动脉根部下方，平第2腰椎高度寻找肾动脉，追至肾门处。注意观察其发出的肾上腺下动脉及有无不经肾门直接穿入肾实质的肾副动脉。

4.在腰大肌前面寻找细长的睾丸（卵巢）静脉，沿其走向纵行切开肾前筋膜，分离出与之伴行的睾丸（卵巢）动脉。向上追查动脉的发出处及静脉的注入处，向下追踪至腹股沟管深环，如为女性则追踪至入小骨盆上口为止。

5.在膈的后部，食管和腔静脉孔两旁，寻找蓝色的膈下静脉及与之伴行的膈下动脉，追查至其起点处，并清理其至膈和肾上腺的分支（肾上腺上动脉）。

6.在下腔静脉和腹主动脉周围，寻找腰淋巴结，为大小不等的椭圆形结构。

7.将乙状结肠及其系膜翻起，可见腹主动脉的终支左、右髂总动脉。在髂总动脉的夹角内，可见上腹下丛。将神经丛提起并推向一侧，在主动脉分叉处寻找骶正中动脉。

8.在骶髂关节前方，寻找髂内、外动脉及其伴行静脉和周围的淋巴结。

（三）解剖肾及其周围结构

1.了解肾前、后筋膜的愈着关系，探查肾筋膜向上及两侧的延续关系，观察肾筋膜深面的肾脂肪囊。

2.将肾筋膜和脂肪囊清除，即可暴露肾，按顺序观察其形态、位置和毗邻。在观察肾前面的毗邻时，应将胃、十二指肠、胰、脾和肝恢复原位。

3.继续清除肾上端，暴露肾上腺。注意观察左、右肾上腺的差异。清理发自腹主动脉的肾上腺中动脉，于肾上腺前面找出肾上腺静脉，沿此追踪至其注入下腔静脉和左肾静脉处。

4.清理肾蒂，观察肾动脉、肾静脉与肾盂三者的排列关系。肾盂向下延续为输尿管，自上而下剥离输尿管，至小骨盆上口为止，观察其前、后毗邻。

（四）剖查腹腔神经丛、腰交感干和腰淋巴干

1.在腹腔干根部两旁，小心清除疏松结缔组织，可见一对形状不规则、比较坚硬的结构，为腹腔神经节。

2.在脊柱与腰大肌之间找到腰交感干，探查其上、下的延续。左腰交感干与腹主动脉左缘相邻，其下端位于左髂总静脉的后面。右腰交感干的前面常为下腔静脉所覆盖，其下端位于右髂总静脉的后方。

【实验测试】

测试考核要点：显示十二指肠空肠曲、空肠、回肠、阑尾、腹主动脉、肠系膜上动脉、肠系膜下动脉、肾、肾动脉、肾静脉、肾盂、睾丸动脉、腰交感干。

【复习思考】

1.什么是系膜三角？有何意义？

2.什么是脊肋角？有何意义？

3.阑尾的位置有哪些？术中如何寻找阑尾？

4.从肾的位置及毗邻来考虑，施行肾切除术应注意哪些问题？

5.睾丸静脉曲张易发生在左侧，运用解剖学知识解释之。

实验八　盆部和会阴

【实验目的】

1.掌握　盆膈的构成、各筋膜间隙的位置及交通；膀胱的位置、毗邻及腹膜被覆情况；直肠、肛管的形态、位置、结构和毗邻。肛三角区肛门外括约肌的结构，坐骨直肠窝的结构及内容。尿生殖膈及会阴浅、深间隙的形成；睾丸固有鞘膜的层次；阴茎包皮结构特点。

2.熟悉　盆膈肌和盆壁肌，盆筋膜；膀胱的动脉、静脉和淋巴；直肠的动脉及静脉、淋巴引流规律，盆丛。会阴的概念、境界及层次关系；会阴中心腱的形成；精索的组成和出皮下环的位置及其行程；男性阴囊层次；女性尿道外口与阴道外口位置。

【实验教具】

1.男、女性骨盆连接标本，盆膈、盆壁标本和模型，男、女性盆腔内脏器标本和模型。

2.男、女性会阴浅隙、深隙构成标本和模型，男、女性盆部和会阴正中矢状标本和模型，坐骨肛门窝标本，肛管和肛门内、外括约肌标本和模型。

3.盆部和会阴解剖操作视频。

4.解剖器械：解剖刀、镊、剪、血管钳等。

【注意事项】

1. 盆部和会阴结构复杂，要结合模型进行观察。
2. 注意解剖方位。

【实验步骤与内容】

一、盆腔解剖

（一）盆腔脏器排列的观察

从男性和女性人体标本的盆腔正中矢状面上观察盆腔脏器及排列关系，辨认腹膜在脏器之间返折所形成的陷凹，以及腹膜形成的皱襞和系膜。观察完男、女性盆腔内腹膜后，小心撕去盆侧壁的腹膜，暂时保留脏器表面的腹膜和子宫阔韧带的两层腹膜。

（二）追查输尿管、输精管或子宫圆韧带

在左髂总动脉下段和右髂外动脉起始部的前方找到左、右输尿管，向下追踪至膀胱底。在男性标本，观察它与输精管盆部的位置关系；在女性标本，追踪至子宫颈外侧时注意勿损伤其前方跨过的子宫动脉。

（三）探查盆筋膜间隙

1. 耻骨后隙　将膀胱尖提起并拉向后，手指或刀柄插入膀胱与耻骨联合后面之间，探查两者之间有大量的疏松结缔组织、脂肪，此即潜在的耻骨后隙。
2. 直肠后隙　手指或刀柄伸入直肠与骶前筋膜之间，钝性分离直肠向前，查证两者之间有疏松结缔组织，此即潜在的直肠后隙。

（四）盆部血管、神经和淋巴结的解剖观察

1. 髂总和髂外血管的解剖　自腹主动脉分叉处起，向下沿血管走行修洁髂总和髂外血管至腹股沟管深环内侧，保留跨越髂外血管前面的输尿管、输精管。找到沿髂总和髂外血管排列的淋巴结后可除去。
2. 生殖腺血管的解剖　在髂外血管外侧找到睾丸血管，修洁它们直至深环。在卵巢悬韧带的深面剖露出卵巢血管，向下追踪至卵巢和输卵管，再向上查看卵巢血管的起点和汇入点。
3. 直肠上血管的解剖　在残余的乙状结肠系膜内修洁出直肠上血管，向下追踪到第3骶椎前方，证实它分为两支行向直肠两侧壁。
4. 骶正中血管的解剖　在骶骨前面正中线上，寻找并修洁细小的骶正中动脉及沿血管排列的骶淋巴结。
5. 髂内血管的解剖　自髂总动脉分叉为髂外和髂内动脉处，向下清理髂内动脉至坐骨大孔上缘，再修洁其壁支和脏支。壁支有闭孔动脉、臀上动脉、臀下动脉、髂腰动脉和骶外侧动脉，脏支有脐动脉、膀胱下动脉、直肠下动脉和阴部内动脉，女性还有子宫动脉。壁支清理至已剖出的远段接续，脏支清理至入脏器处。注意女性标本子宫动脉与

输尿管的交叉关系。髂内动脉分支常有变异，应细心辨认。各动脉的伴行静脉、脏器周围的静脉丛和髂内淋巴结可观察后结扎清除，注意保留神经丛。

6. 盆腔神经的解剖观察　于腰大肌内侧缘与第 5 腰椎、骶岬之间的深面寻找腰骶干。沿腰骶干向下，清理出位于髂内动脉深面、梨状肌前面的骶丛，追踪参与此丛的骶神经前支至骶前孔。在腰大肌下部的内侧缘和外侧缘找出闭孔神经和股神经，前者追踪至闭膜管，后者追踪至肌腔隙。

在第 5 腰椎前方、中线两侧用尖镊分离出自腹主动脉丛向下延续的上腹下丛，向下跟踪至直肠两侧的盆丛（下腹下丛）。提起盆丛，清理观察第 2 ~ 4 骶神经前支各发一条细小的盆内脏神经，加入盆丛。在骶前孔内侧清理骶交感干和位于尾骨前方的奇神经节（可能已在对分盆腔时损坏）。

二、会阴解剖

（一）解剖阴茎

1. 皮肤切口　从耻骨联合前方沿正中线向阴茎背做纵行切口至包皮，阴茎皮肤薄，切口不宜过深。

2. 剖查浅筋膜和阴茎背浅静脉　向两侧剥离皮片，观察阴茎浅筋膜包裹阴茎，并向上与腹壁浅筋膜层相延续。游离出浅筋膜内的阴茎背浅静脉，追踪至它汇入股部浅静脉。

3. 剖查深筋膜　沿皮肤切口切开浅筋膜并翻向两侧，观察阴茎深筋膜包裹阴茎的 3 条海绵体，并向上连于阴茎悬韧带。

4. 剖查阴茎背深静脉、阴茎背动脉和神经　同样沿皮肤切口切开深筋膜并翻向两侧，寻找阴茎背面正中线上的阴茎背深静脉，以及两侧的阴茎背动脉和神经。追踪阴茎背深静脉到它通过耻骨弓状韧带与会阴横韧带之间的间隙进入盆腔。同时证实血管、神经的深面为包裹海绵体的白膜。

5. 横断阴茎体　在阴茎体的中份，横行切断阴茎的 3 条海绵体，留尿道面的皮肤连接两端阴茎。在横断面上观察白膜、海绵样结构和尿道。将近侧端的尿道海绵体从阴茎海绵体上分离，证实两阴茎海绵体被阴茎中隔紧密连接，不能分离。

（二）解剖阴囊

1. 切开皮肤和肉膜：自腹股沟浅环向下，沿阴囊前外侧做 5 ~ 6cm 的纵行切口至阴囊底部，同时切开皮肤和肉膜，证实皮肤与肉膜紧密连接，不易分离。将皮肤和肉膜翻向切口两侧，沿肉膜的深面向正中线探查其发出的阴囊中隔。

2. 解剖精索及被膜：依相同切口由浅入深依次切开精索的被膜：精索外筋膜、提睾肌及其筋膜和精索内筋膜，复习精索被膜与腹前壁的层次关系。分离查证精索的组成结构：输精管、蔓状静脉丛、睾丸动脉和神经等。触摸输精管，其质地坚实。

3. 剖查睾丸鞘膜腔：纵行切开鞘膜的壁层，观察鞘膜的壁层和脏层，以及两层间的鞘膜腔，用手指探查证实两层在睾丸后缘相移行。

4. 观察睾丸、附睾的位置和形态。

（三）正中矢状面平分盆部和会阴

用刀背画准膀胱、直肠、女性标本子宫和骨盆的正中线；用粗细适当的金属探针自尿道外口插入尿道至膀胱内，标志阴茎和男、女性尿道的正中线，沿正中线锯开盆部、会阴、阴囊和阴茎。清洗直肠和膀胱。

（四）观察尿道

在正中矢状面标本上辨认男性尿道的分部、狭窄、膨大和弯曲，女性尿道的毗邻关系。

（五）解剖肛三角

1. 皮肤切口　绕肛门做弧形切开周围皮肤，从坐骨结节向内横行切开皮肤至锯断面，剥离坐骨结节连线后的残余皮肤。

2. 剖查坐骨直肠窝的血管和神经　钝性清除肛门外、坐骨结节内侧的脂肪组织，显露坐骨直肠窝，勿向前过多剥离，以免破坏尿生殖三角结构。分离出横过此窝的肛血管和肛神经，追踪至肛门。

3. 剖查会阴浅隙　在尿生殖区后缘横行切开会阴浅筋膜，将会阴浅筋膜翻向外侧，在坐骨结节内侧分离出阴部内血管和阴部神经发出的会阴血管和神经，追踪它们的分支至阴囊（唇）。清除浅隙内的结缔组织，显露覆盖两侧的坐骨海绵体肌、正中线上的球海绵体肌和后方的会阴浅横肌。剥离坐骨海绵体肌和球海绵体肌暴露阴茎（蒂）脚和尿道球（前庭球和前庭大腺）。在尿生殖三角的后缘中点清理会阴中心腱，观察附着此处的肌。

4. 显露尿生殖膈下筋膜　将尿道球（前庭球和前庭大腺）自附着处清除，将两阴茎（蒂）脚附着处切断。翻起时注意观察阴茎（蒂）深血管自深面进入阴茎（蒂）海绵体。清除会阴浅横肌后，显露深面的尿生殖膈下筋膜。

5. 剖查会阴深隙结构　沿尿生殖膈下筋膜的后缘和前缘切开筋膜，翻筋膜向外。清理后份的会阴深横肌和前份的尿道括约肌（尿道阴道括约肌），在坐骨支附近寻找阴茎（蒂）背血管，在会阴深横肌浅面寻找尿道球腺。

6. 显露尿生殖膈上筋膜　清除部分尿道括约肌（尿道阴道括约肌）纤维，显露深面的尿生殖膈上筋膜。

【实验测试】

测试考核要点：显示盆壁肌、盆壁、盆膈、尿生殖膈、盆腔各脏器、精索、闭膜管、尿生殖膈、会阴中心腱、会阴深隙、肛提肌腱、坐骨肛门窝。

【复习思考】

1. 名词解释：盆膈；闭膜管；会阴中心腱；会阴深隙；肛提肌腱弓；阴部管。
2. 简述输尿管盆段走行及其与子宫动脉的关系。
3. 试述直肠后隙、膀胱前隙的构成、交通及临床意义。
4. 试述坐骨肛门窝的边界及其内容。

5.试述尿道球部破裂及尿道膜部破裂，尿液渗透范围有何不同。

实验九　脊柱区

【实验目的】

1.掌握　胸腰筋膜的层次，脊髓的被膜、腔隙的构成与内容，脊髓的节段与椎骨的对应关系。

2.熟悉　脊柱区的软组织层次，脊柱区的三角；脊柱的组成。脊柱区的重要体表标志；各椎骨的形态结构特点及椎骨间的连结。

【实验教具】

1.整具人体标本及脊柱区解剖示教标本。
2.脊柱区的模型及图片。
3.解剖器械（解剖刀、镊、剪、血管钳、咬骨钳、木工锤和凿等）。
4.脊柱解剖操作视频。

【注意事项】

先观察示教标本；注意保护好血管、神经；操作完毕，将所有结构复位。

【实验步骤与内容】

一、皮肤切口

人体标本取俯卧位，颈下垫高，使颈项部呈前屈位。做5条皮肤切口：①自枕外隆凸沿正中线向下直到骶骨后面中部做背部中线切口。②自枕外隆凸沿上项线向外侧直到乳突做枕部横切口。③自第7颈椎棘突向外侧直到肩峰，再垂直向下切至肱骨中段三角肌止点，然后向内侧环切上臂后面皮肤。④平肩胛骨下角，自后正中线向外侧直到腋后线做背部横切口。⑤自骶骨后面中部向外上方沿髂嵴弓状切至腋后线（此切口不可太深，以免损伤由竖脊肌外侧缘浅出在浅筋膜中跨髂嵴行至臀部的臀上皮神经）做髂嵴弓形切口。5条切口将背部两侧的皮肤分为上、中、下3片。

二、解剖浅层结构

将3片皮肤连同背部浅筋膜一起分别自内侧翻向外侧。上片翻至项部侧方；中片和下片翻至腋后线。在翻皮片的过程中，注意背部皮肤的厚薄、质地和活动度，并解剖和观察位于浅筋膜中的皮神经和浅血管。

1.解剖皮神经和浅血管　在背部正中线两侧的浅筋膜中，注意寻找从深筋膜穿出的脊神经后支的皮支及其伴随的细小的肋间后血管的穿支。在背上部，胸神经后支靠近棘突处穿出；在下部，胸神经后支在近肋角处穿出。在第1～3腰神经后支从竖脊肌外侧缘浅出，越髂嵴至臀部，形成臀上皮神经，有细小的腰动脉分支伴行。第2胸神经后支的皮支最长，可平肩胛冈寻找和辨认。在枕外隆凸外侧2～3 cm处斜方肌的枕骨起始部，小心解剖出刚穿出的枕大神经，它上行至颅后，外侧有枕动脉伴行。

2. 清除残余浅筋膜　暴露出深筋膜。

三、解剖深层结构

1. 解剖背深筋膜浅层　背部深筋膜的浅层包裹斜方肌和背阔肌。在棘突、肩胛冈、肩峰和髂嵴等部位，深筋膜与骨面附着。一边解剖，一边清除，一边修洁斜方肌和背阔肌。修洁肌肉时，要使肌纤维紧张，沿肌纤维方向清除深筋膜。在项部，清理到斜方肌外侧缘时要注意不能再向外剥离，以免损伤副神经和颈丛的分支。在胸背部修洁背阔肌时，注意保留作为背阔肌起始部的腱膜——胸腰筋膜。在腰部外侧，背阔肌的前方，修出腹外斜肌的后缘。

2. 观察背浅肌及浅部肌间三角　首先，观察斜方肌和背阔肌。它们主要起自背部正中线，斜方肌在上方还起自枕骨的上项线。斜方肌止于肩胛冈、肩峰和锁骨。背阔肌止于肱骨的小结节嵴。在斜方肌的外下缘、髂嵴和腹外斜肌的后缘之间，找到腰下三角，其深面是腹内斜肌。

3. 解剖斜方肌和背阔肌

（1）从斜方肌的外下缘紧贴肌肉深面插入刀柄，钝性分离至胸椎棘突的起始部。沿正中线外侧 1cm 处由下往上纵行切开斜方肌并向外侧翻开，直至肩胛冈的止点（注意：其深面紧贴菱形肌，小心不要伤及）。再沿上项线斜方肌的枕部起点，向下翻起（注意：保留枕大神经，不要紧追斜方肌外上缘深面的副神经和颈横血管的深支，以免损伤）。翻开斜方肌以后，沿副神经及其伴行血管清除结缔组织，保留神经和小动脉。

（2）从背阔肌的外下缘紧贴其深面插入刀柄，向内上方钝性剥离。再沿背阔肌的肌性部分与腱膜的移行线外侧 1cm 处纵行切开背阔肌，翻向外侧（注意：小心与其深面的下后锯肌分开，观察并切断背阔肌在下位 3 ~ 4 肋和肩胛骨下角背面的起点）。接近腋区可见胸背神经、动脉和静脉进入背阔肌深面，清理并观察。

4. 观察背浅肌深层和腰上三角

（1）背浅肌深层的肌肉包括肩胛提肌、菱形肌、上后锯肌和下后锯肌。在肩胛骨上方和内侧修洁肩胛提肌和菱形肌：肩胛提肌位于颈椎横突与肩胛骨上角之间；菱形肌起自第 6 颈椎至第 4 胸椎棘突，止于肩胛骨脊柱缘。沿正中线外侧 1cm 处，切断菱形肌，下位翻开，显露位于棘突和第 2 ~ 5 肋之间的上后锯肌（注意：在肩胛提肌和菱形肌深面解剖寻找肩胛背神经和血管。沿正中线外侧 1cm 处切断上后锯肌，翻向外侧，显露属于背深肌的夹肌）。在胸背部和腰部移行处修洁很薄的下后锯肌，它起自正中线，止于第 9 ~ 12 肋。沿背阔肌的切断线切开下后锯肌，翻向外侧，观察其肋骨的止点。

（2）体会腰上三角由下后锯肌的下缘、竖脊肌的外侧缘和腹内斜肌的后缘共同围成。有时第 12 肋也参与围成，则成四边形区域。腰上三角的表面由背阔肌覆盖，深面是腹横肌腱膜，腹横肌深面有肋下神经、髂腹下神经和髂腹股沟神经斜向穿行。腹膜后脓肿常从此突出，也是腰区的肾手术入路。

5. 解剖背深筋膜深层

（1）切除项筋膜，并修洁夹肌。

（2）解剖并观察胸腰筋膜。胸腰筋膜在腰区特别发达，覆盖竖脊肌，并分为 3 层。沿竖脊肌的中线，纵行切开胸腰筋膜后层，翻向两侧，显露竖脊肌；将竖脊肌拉向内侧，观察深面的胸腰筋膜中层，体会竖脊肌鞘的组成。在胸腰筋膜中层的深面，还有腰方肌和胸腰筋膜的前层，暂时不要解剖。

6.解剖竖脊肌 竖脊肌纵列于脊柱的两侧，是背部深层的长肌，下方起自骶骨的背面和髂嵴的后部，向上分为3列：外侧列是髂肋肌，止于各肋；中间列为最长肌，止于脊椎的横突，上端止于乳突；内侧列为棘肌，止于脊椎的棘突。小心钝性分离竖脊肌的三列纤维。

7.解剖枕下三角 在项部与胸背部的移行处沿中线外侧切断夹肌的起点，翻向外上方；再将其深面的半棘肌从枕骨附着部切断，翻向下方。清理枕下三角，注意观察其内上界是头后大直肌；外上界是头上斜肌，外下界为头下斜肌。枕下三角内有由外侧向内侧横行的枕动脉，其下缘有枕下神经穿出，支配枕下肌群。

8.解剖椎管

（1）打开椎管 使人体标本的头部下垂，垫高腹部。清除各椎骨和骶骨背面所有附着的肌肉，保存一些脊神经的后支，留以后观察其与脊髓和脊神经的联系。在各椎骨的关节突内侧和骶骨的骶中间嵴内侧纵行锯断椎弓板，再从上、下两端横行凿断椎管的后壁，掀起椎管后壁，观察其内面椎弓板之间的黄韧带。

（2）观察椎管的内容物 椎管壁与硬脊膜之间是硬膜外隙，小心清除隙内的脂肪和椎内静脉丛，注意观察有无纤维隔存在；沿中线纵行剪开硬脊膜，注意观察和体会硬脊膜与其深面菲薄透明的蛛网膜之间存在潜在的硬膜下隙。提起并小心剪开蛛网膜，打开蛛网膜下隙及其下端的终池。认真观察脊髓、脊髓圆锥、终丝和马尾等的结构特征。紧贴脊髓表面有软脊膜，含有丰富的血管。寻找并观察在脊髓的两侧有软脊膜形成的齿状韧带，体会其作用和临床意义。

最后，用咬骨钳咬除几个椎间孔后壁的骨质，认真分辨椎间盘、后纵韧带、脊神经节、脊神经根、脊神经干和脊神经的前、后支，体会其在临床的卡压因素。

【实验测试】

测试考核要点：显示背部肌肉层次、听诊三角、枕下三角、腰上三角、腰下三角、胸腰筋膜、椎管、脊髓及被膜、脊髓圆锥、终丝和马尾、齿状韧带。

【复习思考】

1.名词解释：听诊三角；腰下三角；钩椎关节；齿状韧带；胸腰筋膜。
2.肾手术时腰部斜切口的层次如何？
3.简述椎骨内穿刺抽取脑脊液的进针部位及层次。
4.简述枕下三角、腰上三角、腰下三角的构成、内容及临床意义。

实验十　腋区解剖

【实验目的】

1.掌握 腋腔的构成及内容，腋淋巴结的分群、位置、收集范围及淋巴回流。
2.熟悉 腋区皮肤及浅、深筋膜的特点。三角肌区及肩胛区浅、深层肌肉的配布及血管、神经束的行程。

【实验教具】

1. 整具人体标本，示教标本。
2. 上肢解剖操作视频。
3. 解剖器械。

【注意事项】

1. 实验操作之前要预习有关章节与图谱。
2. 认真仔细逐层解剖，尽可能保留已经解剖的结构，横行切口不宜太深，防止损伤深层结构。注意形态结构的变异。

【实验步骤与内容】

一、皮肤切口

人体标本仰卧位，沿腋前襞转到臂内侧面向下做纵行切口至臂上、中 1/3 交点处，然后在此切口下端环切臂部皮肤至臂外侧，向四周翻开肩部皮肤。

二、浅层解剖

找出皮神经与浅血管。

三、深层解剖

（一）腋腔前壁的解剖结构

见胸前区解剖。

（二）腋腔外侧壁毗邻结构解剖

1. 臂丛的 3 个神经束　清除胸小肌下方的筋膜及腋腔内的脂肪，并将上肢外展。在喙肱肌内侧，观察由深筋膜包绕该部血管神经束所形成的筋膜鞘即腋鞘。切开腋鞘，找出腋动脉，以腋动脉为中心向上追寻，可见臂丛的 3 个束（即内侧束、外侧束、后束），包裹于腋动脉第二段的内侧、外侧、后方。

在喙肱肌与腋动脉之间可找到肌皮神经，肌皮神经从外侧束发出，斜向外下穿入喙肱肌。腋动脉前下方可见正中神经的内侧头和外侧头合并呈 "M" 形排列，并沿腋动脉前方向下走行。腋动脉内侧有腋静脉伴行。在腋动脉和腋静脉之间可找到前臂内侧皮神经，其深面有来自内侧束的尺神经。位于腋静脉内侧的为臂内侧皮神经。在尺神经外侧，腋动脉的后方可见由后束发出的桡神经。

2. 腋淋巴结群解剖　腋腔外侧壁腋静脉附近有腋淋巴结外侧群，找到上述各结构后，进一步清理腋腔内的脂肪，注意腋腔底部的脂肪中有腋淋巴结中央群。

（三）腋腔后壁穿三边孔、四边孔结构解剖

腋神经与伴行的旋肱后动脉：沿桡神经外侧缘向上，至肩胛下肌下缘和背阔肌肌腱

止点的上方可找到腋神经及与其伴行的旋肱后动脉，共同穿四边孔至背侧。旋肱后动脉起于腋动脉，在其起点上方，腋动脉分出肩胛下动脉，沿肩胛下肌下缘向下行走分为旋肩胛动脉和胸背动脉，前者穿三边孔至肩胛骨的后面，后者与胸背神经伴行。胸背神经起自臂丛后束，支配背阔肌。

（四）腋腔内侧壁胸大肌下缘结构解剖

在前锯肌表面沿胸小肌下缘向下找出胸外侧动脉，起于腋动脉第 2 段。在胸外侧动脉的后方，可找到发自臂丛根部、支配前锯肌的胸长神经。胸外侧动脉的附近，前锯肌的浅面可见腋淋巴结前群。

【实验测试】

测试考核要点：显示腋鞘，腋动脉分支，臂丛的根、干、股、束，肌皮神经，正中神经，尺神经，桡神经，腋神经，三边孔和四边孔。

【复习思考】

1. 试述臂丛的走行与分支。
2. 简述腋窝构成及内容。
3. 简述腋动脉的分段及主要分支。
4. 试述腋腔内胸肌淋巴结、中央淋巴结、尖淋巴结的收纳范围及流注关系。

实验十一　上肢前面解剖

【实验目的】

1. 掌握　臂前区和前臂前区的血管神经束、正中神经与肱动脉的关系及其临床意义。肘前区的血管、神经配布。
2. 熟悉　桡、尺骨间的连结。

【实验教具】

1. 整具人体标本，示教标本。
2. 上肢解剖操作视频。
3. 解剖器械。

【注意事项】

实验操作之前要预习好有关章节与图谱。认真仔细逐层解剖，尽可能保留已经解剖的结构，横行切口不宜太深，防止损伤深层结构。注意形态结构的变异。

【实验步骤与内容】

一、皮肤切口

人体标本仰卧位，上肢平置外展，切口如下：①在臂前区、肘前区与前臂前区做一纵行切口。②在肱骨内、外上髁水平做一横切口。③在腕部相当于腕横纹处做一横切口，分别与纵行切口交会。然后将上、下两部皮肤分别向内、外侧翻开。

二、浅层解剖

在三角肌胸大肌沟处找到头静脉，修洁其全长到腕前区。在臂下部可找到与其伴行的前臂外侧皮神经，是肌皮神经的终末支。在臂部下段肱二头肌内侧沟处找出贵要静脉及与其伴行的前臂内侧皮神经，于臂中份二者一起穿入深筋膜的深面。在肘前区的浅筋膜内找到连接头静脉和贵要静脉的肘正中静脉。在肱骨内上髁上方，贵要静脉附近可找到肘浅淋巴结。

三、深层解剖

1. 臂前区解剖

（1）剥离臂部深筋膜　观察内侧肌间隔与外侧肌间隔，桡神经在臂下端穿过外侧肌间隔至臂屈侧。

（2）解剖肱二头肌内侧沟、外侧沟及臂下部结构　在肱二头肌内侧沟找出肱动脉，可发现起自于肱动脉的肱深动脉。在肱动脉外侧，可找到正中神经，一般于臂中点处跨过肱动脉的前方行至其内侧。肌皮神经穿喙肱肌，行于肱二头肌与肱肌之间，至肱二头肌腱外侧缘穿出改名为前臂外侧皮神经。

（3）桡神经　微屈肘关节，仔细分离肱肌和肱桡肌，在肘关节上方找出桡神经，该神经较粗，是从臂后区穿过外侧肌间隔到臂前区。注意桡神经与前臂外侧皮神经是以肱肌相隔的。

2. 肘前区、前臂前区解剖　在肘部，前臂前面的深筋膜由于肱二头肌腱膜的加强而增厚，前臂下份的筋膜较薄，但近腕部则有腕掌侧韧带加强。

（1）肘窝　自肱骨内上髁前方的旋前圆肌为内侧界，由上臂外侧下行的肱桡肌为外侧界，旋前圆肌和肱桡肌在前臂上份前面围成一个夹角，二肌之间向深部嵌入形成凹陷，构成肘窝。

（2）前臂前区血管与神经解剖　将肱二头肌腱膜在其近肌腱处切断，在肱二头肌腱的内侧找出肱动脉和正中神经。在肱二头肌腱膜下缘与旋前圆肌交界处，可见肱动脉分为桡动脉和尺动脉，桡动脉跨过肱二头肌腱的下端，进入肱桡肌前缘的深面，再跨过旋前圆肌止点浅面而下行。其上部是位于肱桡肌与旋前圆肌之间，下部是位于肱桡肌与桡侧腕屈肌之间。肱动脉的另一分支是尺动脉，它行于肱二头肌腱的内侧。正中神经穿入旋前圆肌。在穿过该肌之前先发出若干至浅层屈肌的肌支。这些分支均起自神经的内侧，清理时应从正中神经外侧缘进行。正中神经经指浅屈肌深面下行，在前臂的 1/3 段位于桡侧腕屈肌与掌长肌之间。桡神经在肱骨外上髁前方分为深、浅两支，深支走行于肱桡肌深面，浅支为桡神经本干的延续，其行程大部分为肱桡肌前缘所覆盖。骨间总动脉发自尺动脉后即分为骨间前动脉和骨间后动脉。

【实验测试】

测试考核要点：显示头静脉、贵要静脉、肘正中静脉、肱动脉及其分支，正中神经、尺神经、桡神经、肌皮神经，肘窝境界及内容。

【复习思考】

1. 简述肘窝的构成、内容及其毗邻关系。
2. 简述肱动脉的来源、行程、分支和分部。
3. 以肱二头肌腱膜及其肌腱为标志，叙述神经、血管的局部位置关系。
4. 叙述前臂屈侧神经、血管的局部位置关系。

实验十二　上肢后面及手掌解剖

【实验目的】

1. 掌握　肱骨肌管的构成及内容，前臂后区肌群的层次。
2. 熟悉　手掌的层次、手掌的深筋膜及筋膜鞘；肘后三角、肘外侧三角构成及临床意义；腕桡侧管、腕尺侧管、腕管的构成及通过的内容。

【实验教具】

1. 整具人体标本，示教标本。
2. 上肢解剖操作视频。
3. 解剖器械。

【注意事项】

实验操作之前要预习好有关章节与图谱。认真仔细逐层解剖，尽可能保留已经解剖的结构，横行切口不宜太深，防止损伤深层结构。

【实验步骤与内容】

一、皮肤切口

人体标本俯卧位，做如下切口：①从第 7 颈椎棘突至肩峰做横切口。②从第 7 颈椎棘突至第 12 胸椎棘突做纵切口。③从第 12 胸椎棘突至腋窝顶做斜切口。④在臂上、中 1/3 交界处后面做横切口与前面切口相接。⑤在腕后做一横切口（与前面切口衔接）。

二、浅层解剖

在三角肌后缘中点下方找到臂外侧上皮神经，在臂后区中部找到臂后皮神经。在前臂后区找贵要静脉、头静脉与前臂内、外侧皮神经。

三、深层解剖

1. 三角肌解剖　观察三角肌的起止点和纤维方向，从其中份横行切断该肌，观察进入三角肌的腋神经和旋肱后动脉。
2. 解剖肩胛上动脉和肩胛上神经　清理出冈上肌、冈下肌、大圆肌、小圆肌、背阔肌及肱三头肌长头。肩胛上动脉于肩胛横韧带上方跨入冈上窝，而肩胛上神经从韧带下方进入。从三边孔内找出旋肩胛动脉。

3. 解剖桡神经、肱深动脉　清理肱三头肌及其筋膜，找出桡神经和肱深动脉，并沿桡神经沟方向由相应孔裂插入镊子引导，进入肱骨肌管，沿管的方向切断肱三头肌外侧头。清理管内的桡神经及肱深动脉。追踪桡神经到臂中点以下处，直看到它穿过外侧肌间隔为止。肱深动脉的终末支（桡侧副动脉）伴同桡神经，穿到前臂前区，参与肘关节动脉网。

4. 解剖尺神经　在肱骨内上髁的后上方，清理出自臂前区穿出至后区的尺神经及与它伴行的动脉。尺神经到肱骨尺神经沟后又转至前臂的前面。

5. 解剖前臂后区深层结构　清理并切开前臂后区的深筋膜，保留腕背侧韧带，清理前臂后区浅层肌并切断指伸肌，分离前臂后区各肌。

四、手部解剖

1. 手掌解剖　分离皮肤与浅筋膜，找到尺神经、正中神经与桡神经。观察屈肌支持带，找到腕管，观察其构成及通过的结构。循尺动脉与桡动脉找到掌浅弓和掌深弓，观察其构成与分支。

2. 手背解剖　除去手背浅筋膜，修洁静脉网，找到桡神经与尺神经的手背支，掌背动脉、神经，前臂后肌群的肌腱、手背肌，观察手背腱膜、腱间结合。解剖中指的指背，在中指两侧观察指背动脉、神经。

【实验测试】

测试考核要点：显示三角肌、肩胛上动脉和肩胛上神经、肱三头肌、尺神经、桡神经、肱骨肌管、肱深动脉、腕管、屈肌总腱鞘、掌浅弓、掌深弓。

【复习思考】

1. 简述腕管的构成及其内容物的排列和临床意义。
2. 试述掌浅弓和掌深弓的位置、构成、分支和分布。
3. 简述手掌的层次结构、神经行程及分布范围（感觉和运动）。
4. 试述肱骨肌管的构成及通过的机构。

实验十三　臀部、股后区、腘窝解剖

【实验目的】

1. 掌握　通过梨状肌上、下孔及坐骨小孔的血管和神经。
2. 熟悉　腘窝的境界、内容及血管、神经的位置关系。

【实验教具】

1. 整具人体标本，示教标本。
2. 下肢解剖操作视频。
3. 解剖器械。

【注意事项】

操作之前要预习好有关章节与图谱。认真仔细逐层解剖,尽可能保留已经解剖的结构,横行切口不宜太深,防止损伤深层结构。注意形态结构的变异。

【实验步骤与内容】

一、皮肤切口

人体标本俯卧位,做如下切口:①从两侧髂后上棘连线的中点向下做一纵切口至尾骨尖。②自纵切口上端沿髂嵴向前外做一弧形切口至髂前上棘。③从尾骨尖沿臀沟下方斜向下外切至股外侧中、上 1/3 交点处。④从股前区已做的胫骨粗隆平面横切口的内侧端,经小腿后面向外侧水平切开。沿皮肤切口分别将臀部、股后区和腘窝的皮肤翻向外侧。

二、解剖浅层结构

将臀部皮肤翻向外侧,股后区和腘窝皮肤翻向两侧。解剖浅筋膜中的皮神经,但有时这些神经不易找到,不必花费过多时间去找。在清除腘窝的浅筋膜时,应注意在腘窝下角正中线附近的浅筋膜内找出小隐静脉的近侧段,在腘窝下外侧、腓骨头的后内方找出腓总神经发出的腓肠外侧皮神经。

三、解剖深层结构

1. 臀大肌解剖 沿臀大肌纤维走行方向,剥离并除去深筋膜。在臀大肌下缘与股二头肌相交处,纵行切开筋膜直达腘窝。在深筋膜深面,寻找股后皮神经。在未切断该肌之前先用手指或刀柄伸入臀大肌深面,尽可能地分离,再沿臀大肌起点约 2cm 处弧形切开臀大肌,边分边切,注意不要损伤其深面的血管、神经,也要注意不要在切断臀大肌的同时切断臀中肌,臀大肌在其外上部未覆盖臀中肌,注意观察分离。注意臀大肌有部分纤维起自骶结节韧带,须用刀尖将肌纤维由韧带上剥离。将臀大肌翻向外下,在臀大肌深面有臀上、下血管和臀下神经,修洁后,可在靠近肌肉处将血管、神经切断。在大转子处探查臀大肌深面的滑膜囊,切开此囊即可将该肌止端充分翻向外下。此时应确认臀大肌止于股骨和髂胫束的情况。

2. 解剖臀部中层肌 从上往下依次找出臀中肌、梨状肌、上孖肌、闭孔内肌腱、下孖肌和股方肌。

3. 解剖梨状肌上、下孔的穿行结构 在梨状肌上缘和臀中肌之间可找到臀上血管浅支。循臀上血管浅支,将臀中肌与其深面和臀小肌做钝性分离。然后做一凸向上方的弧形切口达髂前上棘处,将臀中肌切断,观察其深面的臀小肌、臀上血管的深支和臀上神经的分支。在坐骨结节和大转子之间、梨状肌下缘的结缔组织中,钝性分离出坐骨神经、股后皮神经、臀下神经和血管。它们出入于梨状肌下孔,注意坐骨神经的穿出部位与梨状肌的位置关系及其表面标志。将骶结节韧带部分切断,显露坐骨小孔,找出阴部神经及阴部内动、静脉。

4. 股后区及坐骨神经解剖 坐骨神经由臀大肌深面下行,经股二头肌长头的深面,至腘窝上角处分为胫神经和腓总神经。坐骨神经在臀部无分支,在股后区发出分支支配大腿后群诸肌，除至股二头肌短头的分支自其外侧发出以外，其余均自内侧发出。观察半腱肌、半膜肌和股二头肌，长头都起自于坐骨结节。

5. 解剖腘窝　除去所有浅筋膜，从股后面观察大腿肌前、后群之间的股外侧肌间隔及位于后群与内收肌群之间的股后肌间隔。清除腘窝内的脂肪，找出腓总神经及其发出的腓肠外侧皮神经，再沿腘窝正中线找出胫神经及其发出的腓肠内侧皮神经，腓肠内侧皮神经常随小隐静脉行于腓肠肌内、外侧头之间的沟内，并常被肌覆盖。将胫神经修洁后拉向外侧，显露其深面的包裹腘动、静脉的血管鞘及沿血管排列的腘淋巴结。切开血管鞘，修洁腘静脉，观察小隐静脉的注入部位。在腘静脉的深面找出腘动脉。循腘动、静脉向上，查看它们经收肌腱裂孔处续为股动、静脉的情况。观察腘动脉肌支及 5 条关节支。

【实验测试】

测试考核要点：显示臀部肌肉层次，梨状肌上、下孔及坐骨小孔，坐骨神经及其分支，臀上血管的深支和臀上神经，臀下血管和神经，腘窝，股动、静脉，腘动、静脉，阴部神经及阴部内动、静脉。

【复习思考】

1. 试述梨状肌上、下孔及坐骨小孔的构成及其穿经结构。
2. 简述腘窝的境界、构成及内容物的位置关系。
3. 试述坐骨神经主干分支特点及临床意义。
4. 梨状肌综合征的发生机制如何？请用解剖学知识解释病人出现的症状。

实验十四　股前内侧区、小腿前外侧区及足背解剖

【实验目的】

1. 掌握　腹股沟浅淋巴的分群、位置、收集范围及淋巴回流，阔筋膜及其所形成的髂胫束、隐静脉裂孔的形态特点，股三角组成及内容，股管的组成及其临床意义，收肌管的组成及内容。
2. 熟悉　股前、内侧肌的分群，髂腹股沟神经、股外侧皮神经、隐神经的行程及分布，肌腔隙、血管腔隙、股鞘的组成及内容。

【实验教具】

1. 整具人体标本，示教标本。
2. 下肢解剖操作视频。
3. 解剖器械。

【注意事项】

操作之前要预习好有关章节与图谱。认真仔细逐层解剖，尽可能保留已经解剖的结构，横行切口不宜太深，防止损伤深层结构。注意形态结构的变异。

【实验步骤与内容】

一、皮肤切口

人体标本仰卧位，做如下切口：①自髂前上棘沿腹股沟至耻骨结节做斜切口。②自耻骨结向下后至股前区与股后区交界处，然后垂直向下至胫骨粗隆平面，做纵切口。③由上一切口下端向外侧越过小腿前面至其外侧，做水平切口。④沿趾根部做一横切口达足背内、外侧缘。⑤延长大腿前面的纵切口经内、外踝水平的横切口，直达第3趾尖。将皮肤向两侧翻起。

二、解剖浅层结构

1. 腹股沟浅淋巴结解剖　在腹股沟韧带的下方，可找到腹股沟浅淋巴结，其中4～5个沿腹股沟韧带下方排列成上群，其余的沿大隐静脉近侧段排列成下群。

2. 大隐静脉及其属支解剖　在股骨内侧髁后缘找出大隐静脉，向下修洁至足背内侧缘，向上追踪到耻骨结节外下方穿筛筋膜处。寻找大隐静脉近侧段的属支：腹壁浅静脉、旋髂浅静脉、阴部外静脉、股内侧浅静脉与股外侧浅静脉。

3. 分离皮神经　寻找股外侧皮神经、隐神经、股神经前皮支和闭孔神经的皮支等。

三、解剖深层结构

1. 解剖阔筋膜和隐静脉裂孔　清除浅筋膜，修洁并观察其深面的阔筋膜。附于髂嵴前份与胫骨外侧髁之间的部分特别增厚，称为髂胫束。在耻骨结节外下方，大隐静脉穿经深筋膜的部位，可找到隐静脉裂孔，又称卵圆窝。该孔表面覆盖有筛筋膜。剥去筛筋膜，观察隐静脉裂孔的形态、大小和位置，以及大隐静脉穿裂孔进入深部的情况。自髂前上棘稍下方向下沿髂胫束前缘做纵行切口，将阔筋膜从外上方向内下方翻开，暴露深层结构。

2. 解剖股三角　修洁并观察构成股三角边界的缝匠肌内侧缘、长收肌内侧缘及腹股沟韧带。观察位于股三角内的股鞘，自大隐静脉汇入股静脉处向上做一纵行切口，切开股鞘前壁，并翻向两侧。可看到股鞘被分成3个腔隙，股动脉位于外侧，股静脉居中间，内侧的腔隙为股管。股管其上口为股环。修洁股动脉，在腹股沟韧带下方，由股动脉发出股深动脉。股深动脉在股三角内有两条主要分支，即旋股内侧动脉和旋股外侧动脉。旋股外侧动脉向外侧行至股直肌深面，分为升、降和横3支。保留大隐静脉及股深静脉主干。在股鞘外侧，显露股神经，向下追踪并修洁股神经。股神经最长的分支称隐神经，在股三角内于股动脉的外侧下行，追踪至穿入收肌管处。

3. 解剖收肌管　在大腿中1/3处，将缝匠肌游离后，拉向外侧，即可见其深面有大收肌腱板，构成收肌管的前壁。切开收肌管前壁，查看管内股动脉、股静脉、隐神经及三者的位置关系。

4. 观察股四头肌　切断股直肌中部，翻向两端，可见其深面有股中间肌，后者的内、外侧分别有股内侧肌和股外侧肌。股四头肌的4个头，向下以腱附着于髌骨并下延为髌韧带止于胫骨粗隆。

5. 解剖股内侧区的肌肉、血管和神经　修洁并观察浅层的耻骨肌、长收肌和股薄肌。切断长收肌，暴露其深面的短收肌和闭孔神经前支。向前拉起短收肌，可见此肌深面的闭孔神经后支。

6.解剖腓深神经与腓浅神经　分离胫骨前肌与趾长伸肌的上段，解剖出胫前血管及其伴行的腓深神经。观察腓总神经绕过腓骨颈前面，穿入腓骨长肌深面，分出腓浅神经、腓深神经。按腓总神经走行方向，切断该肌，暴露腓总神经及两条终支。腓浅神经在腓骨长、短肌之间下行至小腿前外侧中、下 1/3 交界处，穿出深筋膜直达足背。

7.解剖足背深层结构　清理姆长伸肌腱、趾长伸肌腱、趾短伸肌与姆短伸肌。于踝关节前方找出腓深神经及与其伴行的足背动、静脉。

【实验测试】

测试考核要点：显示股三角、肌腔隙、血管腔隙、股四头肌、大腿内收肌群、收肌管、大隐静脉、隐神经、姆长伸肌腱、趾长伸肌腱、趾短伸肌与姆短伸肌及足背动、静脉。

【复习思考】

1.试述大隐静脉的起止、行程、属支及其临床意义。
2.简述肌腔隙和血管腔隙的位置、境界及内容。
3.简述股三角的位置、境界、构成及内容物的位置关系。
4.简述收肌管的构成、位置及内容。

实验十五　小腿后区、踝后区、足底解剖

【实验目的】

1.掌握　踝管的形成，通过的结构及其临床意义，足底部的血管和神经。
2.熟悉　胫后动脉、腓动脉及胫神经的行程。

【实验教具】

1.整具人体标本，示教标本。
2.下肢解剖操作视频。
3.解剖器械。

【注意事项】

操作之前要预习好有关章节与图谱。认真仔细逐层解剖，尽可能保留已经解剖的结构，横行切口不宜太深，防止损伤深层结构。注意形态结构的变异。

【实验步骤与内容】

一、皮肤切口

人体标本俯卧位，做如下切口：①在腘窝下缘做一横切口。②在内、外踝水平过踝

关节后方做一横切口。③沿小腿后区正中做一纵切口，与前两个切口相连，并经第 2 个切口中点做一垂直切口，直达足跟。④在脚掌沿趾根部做一横切口达足背内、外侧缘，再沿足底正中做一纵切口。将皮肤向两侧翻起。

二、浅层结构解剖

在浅筋膜内分离出小隐静脉与伴行的腓肠神经。注意小隐静脉穿过腘筋膜的位置，沿腓肠神经向上，找到腓肠内侧皮神经与腓肠外侧皮神经。

三、深层结构解剖

1. 解剖小腿后区的肌及血管、神经　距起点 5cm 处切断腓肠肌内、外侧头，沿腱弓切断比目鱼肌内侧份。注意在腘肌下缘胫后动脉起点稍下方寻找腓动脉及伴行静脉。

2. 解剖踝管及其内容　在内踝与跟骨之间横切屈肌支持带，打开踝管，观察支持带向深面发出的纤维隔和形成的 4 个骨纤维管。解剖踝管内结构，注意观察踝管内结构的排列。暴露踝管内的 4 个骨纤维管及各自容纳的结构。自前向后四管分别容纳胫骨后肌腱及其腱鞘、趾长屈肌腱及其腱鞘、胫后血管和胫神经、姆长屈肌腱及其腱鞘。

3. 足底解剖　修去足底浅筋膜，暴露足底腱膜。切开足底腱膜，清除脂肪组织，找寻足底血管、神经与骨骼肌。

【实验测试】

测试考核要点：小隐静脉、腓肠内侧皮神经与腓肠外侧皮神经、小腿三头肌、踝管、腓肠神经、胫骨后肌腱及其腱鞘、趾长屈肌腱及其腱鞘、胫后血管和胫神经、姆长屈肌腱及其腱鞘、腓动脉及伴行静脉。

【复习思考】

1. 试述踝管的构成及内容的排列关系，有何临床意义？
2. 简述胫后动脉、静脉和胫神经的行程、分支及分布。
3. 试述足弓的构成、分类及作用。

第四篇　人体断层解剖学 ▷▷▷▷

人体断层解剖学是研究正常人体断层形态结构及其对应影像图的科学，是医学影像学专业的重要医学基础课程。它是学习医学影像学的必修课及其他后续课程的先修课。

实验教学是人体断层解剖学教学的重要环节。学生通过实验观察，进一步巩固课堂讲授过的理论内容，掌握人体各断层主要的形态结构，增强对断层结构的直观、感性认识。实验时，应配合系统解剖学和局部解剖学模型、图片、图谱和标本，逐一观察各个断层标本，在建立立体结构的基础上，理解并记忆各部断层结构特点及层次毗邻关系，为以后的学习和临床工作奠定基础。

根据实验教学大纲，本教程安排了5个实验。每个实验项目列出了实验目的、实验教具、注意事项、实验步骤与内容和实验测试，并附有复习题，便于学生课后检查自己所掌握基本技能情况，进一步巩固已学知识。

本教程实验观察内容多，学时安排紧。由于各校所承担的教学任务、授课对象及学时数等不同，因而使用本教程时，教师可根据具体情况，灵活调整实验次序、实验内容和学时安排等，以确保教学计划的完成。

实验一　颅脑断层解剖（一）

【实验目的】

1.掌握　大脑的外形、内部结构，脑室的位置、形态结构特点，脑的动脉的行程、主要分支及其分布；头部各横断层的主要结构。

2.熟悉　脑池的位置、内容，脑的深部静脉。

【实验教具】

1.脑、脑膜、脑血管标本，头部横断层标本。

2.头部断层解剖视频、图谱，CT、MRI片。

【注意事项】

结合教材内容，对照模型、图谱，分组观察脑、脑膜、脑血管标本，然后进行头部断层标本的观察。

【实验步骤与内容】

一、脑的解剖

1. 首先观察脑的位置、形态及分部，大脑半球的主要沟回及间脑和脑干外形；基底核、内囊及外囊的组成、形态、位置，胼胝体、前连合、穹窿的位置和形态。

2. 观察侧脑室、第三脑室、第四脑室的位置、形态和分部。

3. 观察颈内动脉颅内段的分段，大脑动脉环的组成、位置，颈内动脉、椎动脉的行径及分布概况；大脑前、中、后动脉的起始、行径及分支概况；大脑内静脉、大脑大静脉的起始、行径。

4. 观察脑的三层被膜，重点是硬脑膜形成的大脑镰、小脑幕、硬脑膜窦。

二、头部横断层

1. 观察头上部横断层

（1）第 1 横断层　先观察软组织的 5 层结构，识别额骨、顶骨及各骨的外板、内板与板障。两半球间的大脑纵裂内有大脑镰，其前、后端为上矢状窦的断面；大脑半球外侧面最深的脑沟为中央沟，中央沟前方有中央前沟、中央前回及额上回，中央沟后方有中央后沟、中央后回及顶上小叶。在半球内侧面辨认中央旁小叶。

（2）第 2 横断层　与上一断层基本相似，面积更大。在额叶额上回后方出现额中回。

（3）第 3 横断层　与上一断层相似，顶上小叶在此断层后部的内侧，顶上小叶外侧为顶下小叶，其中前份为缘上回，后份为角回。

（4）第 4 横断层　中央旁小叶已消失，半球内侧面中部、大脑镰两侧为扣带回，其后方为楔前叶、顶枕沟与楔叶。上外侧面的中央沟位置已经前移，观察在其前方的额上、中、下回，在其后方的中央后回、缘上回、角回与顶上小叶。髓质面积进一步扩大，即半卵圆中心。

2. 观察头中部横断层　包括第 5 ~ 11 横断层，共 7 个断层，各断层均可见到脑室。

（1）第 5 横断层　显露侧脑室上部为该断层的特点。首先在断层上确认位于中央部的呈"八"字形的侧脑室中央部上份，两侧脑室间为透明隔，其前后端为胼胝体断面；以胼胝体前后两断面区分断层的前、中、后部。

①前部：观察大脑纵裂、大脑镰及上矢状窦，半球内侧面的额上回、扣带回及二者之间的扣带沟，半球上外侧面的额上、中、下回。

②中部：辨认构成脑室外侧壁的尾状核体，观察尾状核外侧的辐射冠、岛盖及中央前、后回。

③后部：观察大脑纵裂、大脑镰，镰前、后端的下矢状窦与上矢状窦，半球内侧面的扣带回、扣带沟、楔前叶、顶枕沟与楔叶；辨认上外侧面的缘上回和角回。

（2）第 6 横断层　显露侧脑室前角、后角与三角区。分为前、中、后 3 部分。

①前部：位于胼胝体膝以前，结构与上一断层相似。

②中部：位于胼胝体膝与压部之间。在中线上识别透明隔与穹窿，其两侧为侧脑室前角与三角区，三角区内有脉络丛。在侧脑室外侧确认尾状核头、丘脑与豆状核及它们之间的内囊。在豆状核外侧依次认出外囊、屏状核、最外囊、岛叶、岛盖与中央前后回。

③后部：为胼胝体压部后方的部分。半球的沟、回、叶等与上一断层基本相同，胼胝体压部与直窦之间有大脑大静脉。

（3）第7横断层　经室间孔，以胼胝体分为前、中、后3部分。

①前部：位于胼胝体膝与外侧沟以前，主要结构与上一断层相同。

②中部：位于胼胝体膝与压部之间。在中线上辨认透明隔、穹窿柱与第三脑室；第三脑室两侧为丘脑，丘脑前方有尾状核头、侧脑室前角，侧脑室前角经室间孔通第三脑室，第三脑室后部两侧有大脑内静脉；丘脑外侧依次为内囊、苍白球、壳、外囊、屏状核、最外囊与岛叶；岛叶与岛盖之间有大脑外侧沟（大脑外侧窝池），内有大脑中动脉；颞盖主要有颞横回与颞上回，皮质深面有听辐射。中部后份，胼胝体压部外侧可见侧脑室三角区及其内的脉络丛、前壁内的尾状核尾。

③后部：位于胼胝体压部后方。中线上仍为大脑镰及直窦、上矢状窦的断面，但在直窦前方出现"V"字形的小脑幕断面。半球内侧面由前向后为扣带回峡、距状沟、舌回与楔叶。半球上外侧面为颞中回、颞下回、枕颞外侧回。

（4）第8横断层　经中脑下丘与前连合，可分为前、中、后3部分。

①前部：位于外侧沟之前。大脑纵裂两侧有额上回与扣带回，外侧面有额上、中、下回，外侧沟内为宽大的大脑外侧窝池。

②中部：位于大脑外侧沟与四叠体池之间。前连合位于中线最前端，为一弧形纤维束，通过正中平面后行向后外连于两侧颞叶。前连合后方为第三脑室，中脑下丘前方为中脑水管。在中线两侧，由前向后可见中脑大脑脚底、黑质、红核及下丘。在豆状核外侧依次可见外囊、屏状核、最外囊与岛叶、外侧沟与颞盖，颞盖表面有颞上回与颞中回。在下丘后方有略似"W"形的四叠体池，该池外侧可见侧脑室下角与其底壁的海马，海马后内侧为海马旁回。

③后部：位于四叠体池后方。可见小脑幕围绕的小脑蚓、直窦、大脑镰、上矢状窦，大脑镰两侧有枕颞内侧回、枕颞沟与枕颞外侧回。

（5）第9横断层　经过视交叉，可分为前、中、后部及两侧部。

①前部：为视交叉以前的部分。先观察中线上的鸡冠、大脑纵裂与交叉池。再观察中线两侧的结构，在鸡冠前外侧确认额窦，在大脑纵裂两侧识别直回与眶回。眶内可见眼球、眶脂体与眼球外肌。

②中部：为蝶鞍及其周围的结构。前为视交叉，后达脑桥基底部前缘。观察视交叉与鞍背之间的漏斗、蝶鞍两侧的鞍上池、鞍背后方的桥池、脚间池及池内的基底动脉、动眼神经。

③后部：为桥池以后、两侧小脑幕之间的部分，主要结构为脑桥、小脑及二者之间的第四脑室上部。小脑蚓后方为直窦汇入窦汇处，向两侧为横窦。

④两侧部：为蝶鞍与小脑幕外侧部分，主要为大脑颞叶、侧脑室下角及其内侧的海马旁回与钩。小脑后方有枕颞外侧回。

（6）第10横断层　经视神经与小脑中脚，亦分为前、中、后部及两侧部。

①前部：蝶鞍以前的部分。此断层已在颅前窝以下，主要结构是鼻腔与眶腔。观察鼻中隔及其两侧的筛窦，鼻腔外侧为眶腔，眶内可见眼球，视神经，内、外直肌与眶脂体。

②中部：位于前床突与鞍背之间。观察蝶鞍中央的垂体及其前外侧的颈内动脉，蝶

鞍两侧的海绵窦、窦内的动眼神经与滑车神经。

③后部：位于鞍背后方、两侧小脑幕之间，主要结构是桥池、脑桥与小脑。在桥池内可见基底动脉，辨认脑桥、小脑及小脑中脚、第四脑室，观察小脑蚓与半球、小脑皮质与髓质及髓质内的齿状核。三叉神经根附着在脑桥基底部与小脑中脚相连处。

④两侧部：位于蝶鞍外侧、小脑幕前外侧，主要结构为颞叶下部。在此断层侧脑室下角已经消失，小脑幕后端有横窦的断面。

（7）第 11 横断层　通过眶耳线，可分为前、中、后 3 部分。

①前部：位于蝶窦以前，主要结构为鼻腔与眶腔。在鼻中隔两侧有上鼻甲与中鼻甲，鼻甲外侧仍为筛窦、眶腔，眶底部可见眼球下壁，眶后部有眶脂体、眼外肌与眼静脉。

②中部：为蝶窦及其两侧部分。其中部为蝶窦，两侧为颞极，窦后外侧有颈内动脉与三叉神经节。

③后部：位于颞骨岩部以后，主要结构有桥池、脑桥小脑三角池、脑干与小脑。观察桥池、脑桥小脑三角池的位置、池内通过的基底动脉与面神经、前庭蜗神经、迷路动脉、小脑下前动脉。分辨延髓与脑桥，延髓与小脑之间有第四脑室下部。在颞骨岩部内可见鼓室及室内的听小骨、鼓室后外侧的乳突小房。乙状窦位于乳突小房后方。

3. 观察头下部横断层　包括第 12 ~ 18 横断层，从眶耳线向下至第 3、4 颈椎间的椎间盘，共 7 个断层，主要显示鼻腔、口腔、咽腔及大唾液腺、咀嚼肌与项部肌，各断层均分为前、中、后 3 部分。

（1）第 12 横断层　经外耳道，并显示颞下颌关节。

①前部：位于翼腭窝以前的部分，主要结构为鼻腔与上颌窦。观察鼻中隔与外侧壁，辨认外侧壁上的下鼻甲与鼻泪管，注意上颌窦与鼻腔的位置关系。

②中部：位于上颌体后壁以后、外耳道前壁以前。其中份为鼻腔的后部，辨认鼻后孔内侧界犁骨与外侧界蝶骨翼突，识别翼腭窝与窝内的上颌动脉、翼腭神经节的断层，观察翼突外侧板及起于该板的翼外肌及翼外肌外侧的颞肌、咬肌与颧弓。观察颧弓与关节结节相延的情况，以及关节结节与下颌骨髁突构成下颌关节的情况，辨认关节内的关节盘。在下颌关节后内侧寻认颈动脉管及管内的颈内动脉、颈内动脉前方的脑膜中动脉。

③后部：在外耳道和枕骨大孔后方，主要显示颞骨岩部与颅后窝的结构。在外耳道内侧端内侧确认颈内动脉，在颈内动脉后方确认颈静脉孔与颈内静脉，在颈静脉孔外侧辨认乳突小房与乙状窦，注意乙状窦与乳突小房的位置关系。在两侧颈静脉孔之间观察枕骨大孔、延髓、小脑扁桃体与椎动脉。

（2）第 13 横断层　通过寰枕关节，主要显示鼻腔与上颌窦、鼻咽部与翼腭窝、颞下窝的结构。

①前部：位于上颌骨体后壁以前的部分，显示鼻腔与上颌窦。

②中部：位于上颌窦后壁以后，主要显示鼻咽部及翼腭窝、颞下窝内的结构。咽侧壁上有咽鼓管圆枕、咽鼓管咽口与咽隐窝，在咽鼓管咽口外侧为腭帆张肌，后内侧为腭帆提肌，腭帆张肌外侧有翼外肌、颞肌、下颌骨冠突与咬肌。观察翼外肌与颞肌之间的上颌动、静脉与翼丛及颊神经、翼外肌与腭帆提肌之间的下颌神经、脑膜中动脉。翼外肌所在的间隙为颞下间隙，位于上颌体后壁、下颌支与腮腺之间，翼外肌周围的血管、神经均在此间隙之内。下颌颈表面及后内侧为腮腺。

③后部：位于下颌颈与鼻咽后壁后方，该部结构以寰椎为中心。在寰椎前方有椎前肌、椎前筋膜与椎前间隙，在寰椎后方及后外侧为项部肌，在寰椎外侧有头外侧直肌与颈部大血管神经及腮腺。注意观察寰椎前方的头长肌、头前直肌，肌前方的椎前筋膜、椎前间隙，椎前筋膜前方的咽后间隙。在寰椎后方观察项部各肌：头后小直肌、头后大直肌、头上斜肌、头半棘肌、头最长肌、头夹肌及二腹肌后腹、胸锁乳突肌。在寰椎外侧观察、识别头外侧直肌与颈内动、静脉，椎动、静脉及腮腺。观察寰枕关节，分辨寰椎侧块之上关节面、枕骨之枕髁及寰枕关节的关节腔；在两侧寰枕关节之间为枢椎齿突；在寰枕关节及齿状突后方识别椎管内的脊髓、硬脊膜囊、蛛网膜下隙与椎内静脉丛。

（3）第14横断层　经寰椎后弓，分为前、中、后3部分。

①前部：主要显示上颌牙槽及口腔顶，牙槽前方为口轮匝肌，两侧为颊肌与颊脂体。

②中部：以鼻咽为中心。前部为软腭及软腭内的腭帆张肌与腭帆提肌，在此二肌外侧有翼内肌、颞肌、下颌支与咬肌。翼内肌与下颌支之间即为翼颌间隙，观察隙内通过的下牙槽血管、下牙槽神经与舌神经。观察咽缩肌及其表面的颊咽筋膜、下颌支表面及后内侧的腮腺、腮腺与咽壁之间的咽旁间隙，此间隙内有颈内动、静脉和第IX、X、XI对脑神经。观察腮腺前缘深部处的颈外动脉与下颌后静脉。

③后部：以寰椎为中心。注意观察椎前肌前方的椎前筋膜及肌与筋膜之间的椎前间隙、椎前筋膜与颊咽筋膜之间的咽后间隙。观察椎前肌外侧的迷走神经下节与颈交感干之颈上节、两节后外侧的颈内动、静脉及第IX～XII对脑神经的断面。在颈内动、静脉外侧识别茎突及起于茎突的各肌和二腹肌后腹，注意它们同腮腺的位置关系。在寰椎后方仍为项部各肌，但此断层头后小直肌已消失，头下斜肌代替了头上斜肌，并开始出现胸锁乳突肌。寰椎前、后弓与两侧块均被显示，观察两侧块之间的枢椎齿突、寰椎横韧带及寰枢正中关节。侧块与横突之间有椎动、静脉，椎管内有脊髓及其被膜、脊神经根和椎内静脉丛。

（4）第15横断层　显示枢椎上半部，分为前、中、后3部分。

①前部：大部为固有口腔，可见上颌牙槽及其前外侧的颊肌、颊脂体。

②中部：以口咽为中心，前方有软腭及腭扁桃体，后方为咽后壁。咽两侧前份可见翼内肌、下颌支与咬肌，后份有腮腺及其内侧的茎突、起于茎突的各肌、二腹肌后腹、肌与腮腺之间的颈外动脉与下颌后静脉。咽侧壁与翼内肌、腮腺之间为咽旁间隙。

③后部：以枢椎为中心。其前方为椎前肌、交感神经颈上节，颈上节后外侧有二腹肌后腹及颈内动、静脉，血管后内侧还有第IX～XI对脑神经，两血管之间有舌下神经。椎体两侧横突孔内可见椎动、静脉，在横突上识别起于横突的肩胛提肌与中斜角肌。椎体后方为椎管，内有脊髓及其被膜、椎内静脉丛。椎弓后方为项部各肌。

（5）第16横断层　经枢椎椎体下半部，分前、中、后3部分。除下颌骨代替上颌骨、软腭与腭扁桃体及头后大直肌消失以外，所显示的结构及其配布与上一断层基本相同。

（6）第17横断层　经第3颈椎椎体，显示的结构与上一断层基本相似，但下颌支、翼内肌、咬肌、腮腺及头下斜肌均消失，可见舌内肌与颏舌肌、舌骨舌肌、茎突舌肌、下颌舌骨肌。出现舌下间隙，内有舌下腺。

（7）第18横断层　经第3、4颈椎间的椎间盘，分前、中、后3部分。与上一断层有以下不同：茎突与茎突舌肌、茎突咽肌消失，舌骨大角与甲状软骨上角出现，口咽代之以喉咽，出现会厌、舌会厌正中襞与襞两侧的会厌谷。

【实验测试】

测试考核要点：辨认经侧脑室中央部、基底核、鞍上池、脑垂体横断层的主要结构。

【复习思考】

1.名词解释：第五脑室；第六脑室；侧脑室三角区；鞍上池；帆间池；颈内动脉虹吸部。

2.在横断层上如何识别中央沟？

3.试述基底核的毗邻关系。

4.试述脑室系统的组成、各脑室的位置及其在横断层上的表现。

实验二　颅脑断层解剖（二）

【实验目的】

1.掌握　经胼胝体膝和侧脑室前角、经视神经颅内段或视交叉、经视交叉与卵圆孔冠状断层，头部正中矢状断层的主要结构。

2.熟悉　头部其他冠状断层、矢状断层的主要结构。

【实验教具】

1.脑、脑膜、脑血管标本，头部冠状断层与矢状断层标本。

2.头部断层解剖视频、图谱，CT、MRI 片。

【注意事项】

结合教材内容，对照脑、脑膜、脑血管标本，分组进行头部断层标本的观察。

【实验步骤与内容】

一、头部冠状断层

头部冠状断层以通过两侧外耳门的连线做与水平面垂直的断层为标准平面，从标准平面向前、后做切面，共 15 个断层。每个断层均分为上、下两部分，上部为脑颅，下部为面颅。各断层都采用前面观。

1.第 1 冠状断层　经鸡冠前部。

（1）上部　有大脑镰分隔两侧半球，其上、下端分别连于上矢状窦与鸡冠。两侧半球的脑回为额上回与额中回，半球下面可见嗅球的断层。

（2）下部　主要显示眶腔、鼻腔与口腔。

观察左右眶腔，可见眼球后壁及其周围的上、下、内、外直肌，上、下斜肌与上睑提肌；眶外上方有泪腺，眶内充填眶脂体。

观察鼻腔及筛窦、额窦，可见鼻中隔、鼻腔外侧壁上的中鼻甲、下鼻甲与中鼻道、下鼻道，中鼻道侧壁上的筛泡。鼻腔两侧、眶腔下方为上颌窦。

观察口腔，上方有硬腭，下方有舌、下颌骨，两侧有颊肌与口轮匝肌。

2. 第 2 冠状断层　经鸡冠的后部。

（1）上部　此断层中线结构与上一断层相同。两大脑半球断面面积增大。半球上外侧面除显示额上、中回以外，已出现额下回；半球内侧面中份出现扣带回及大脑前动脉；半球下面嗅沟处有嗅束，其两侧分别为直回与眶回。

（2）下部　眼球已消失，视神经出现，神经周围仍有各眼外肌的断面。上睑提肌上方出现额神经，上直肌下方有眼动脉、眼上静脉。泪腺位于外上部。眶腔外侧出现颧弓、颞窝及窝内的颞肌。鼻腔、筛窦、上颌窦、口腔的结构与上一断层基本相同，仅舌的断面加大，并出现颏舌肌、二腹肌前腹，舌下还出现舌下腺。下颌体位于口底两侧，额窦已消失。

3. 第 3 冠状断层　经胼胝体膝前方。

（1）上部　大脑半球的断面面积有所增大，大脑纵裂内仅上半部存在大脑镰，镰下缘游离，但上端仍与上矢状窦相连。其余结构与上一断层基本相同。

（2）下部　眶腔、鼻腔、口腔配布情况与上一断层基本相同，但眶腔断面面积缩小；在眶内，外直肌内侧面出现展神经、睫状神经节；下直肌外下方出现动眼神经与眼下静脉；泪腺消失。鼻腔外侧壁出现上鼻甲；上颌窦缩小。口腔内舌断面加大；颏舌肌下方构成口底的结构有颏舌骨肌、下颌舌骨肌与二腹肌前腹；口底两侧有下颌体的断面，注意观察下颌体内的下颌管及管内的下牙槽血管与下牙槽神经；下颌体与颏舌肌、颏舌骨肌之间有舌下腺。眶腔与上颌窦外侧有颞肌、颧弓与咬肌。

4. 第 4 冠状断层　经胼胝体膝和侧脑室前角。

（1）上部　大脑半球断面面积更大，大脑纵裂中份出现连接两侧半球的胼胝体膝；膝的上方，大脑纵裂内有大脑镰，其上端连于上矢状窦，下端游离；胼胝体膝上、下方各有大脑前动脉的断面。观察胼胝体的纤维伸入两侧半球的情况并注意其两端外侧为侧脑室前角。大脑额叶在上外侧面与内侧面的沟、回基本同上一断层。在此断层已显示颅中窝，位于颅前窝两侧部下方、蝶窦两侧，内有大脑颞极。

（2）下部　眶尖位于颞极内侧与蝶窦之间，观察眶尖处的视神经与视神经管，视神经外下方的眼动脉与眼上静脉，外侧的滑车神经、动眼神经、眼神经与展神经。观察两眶尖之间的蝶窦，在其下方观察鼻腔，辨认鼻中隔，外侧壁上的中鼻甲、下鼻甲。观察蝶窦与眶尖之间的筛窦断面。口腔的断面与第 3 冠状断层基本相同，注意观察在舌下腺内侧的舌动、静脉，颊肌表面的颊动、静脉，颊神经的断面。观察眶尖与上颌窦之间稍外侧处的翼腭窝，其内有上颌动、静脉与上颌神经的断面。在翼腭窝与上颌窦外侧观察颞肌、翼内肌、颧弓与下颌支、咬肌，颞肌同翼内肌之间有上颌动脉。

5. 第 5 冠状断层　经视神经颅内段或视交叉。

（1）上部　大脑半球断面面积明显增大，大脑纵裂内有大脑镰。胼胝体被显示的部位为干的最前份与嘴，二者之间有透明隔相连。胼胝体上、下方均有大脑前动脉的横断面。大脑额叶内侧面仍显示扣带沟与扣带回，上外侧面由上向下有额上、中、下回与中央前回。在额叶深部首先观察胼胝体与透明隔两侧的侧脑室前角，然后观察其外下壁尾状核头及其外下方的豆状核壳。观察额叶外下方的颞叶前份，显示颞上回、颞上沟、颞中回。观察外侧沟及沟内的大脑中动脉。外侧沟内侧端有前床突，在其内上方、额叶直回下方确认视神经末段的断面，后者向后与视交叉相连。注意视神经与前床突之间有颈内动脉的断面，此断层位于海绵窦内，辨认动脉外下方的展神经及海绵窦外侧壁内的动眼神经、滑车神经、眼神经与上颌神经。

（2）下部　由鼻咽部、颞下窝与口腔组成。观察鼻咽侧壁上的咽鼓管圆枕与咽鼓管咽口，确认分隔鼻咽部与口腔的软腭及其内的腭帆提肌与腭帆张肌。观察口腔内的舌及口底部的颏舌肌、颏舌骨肌、下颌舌骨肌与二腹肌前腹，注意下颌舌骨肌与下颌体内面相附，该肌与舌之间有舌下腺及舌动、静脉，该肌与下颌体之间有下颌下腺与面动、静脉。观察口腔两侧壁之下颌体与下颌支、下颌骨内的下颌管及管内的下牙槽动、静脉，以及下牙槽神经。在鼻咽部外侧、蝶骨大翼下方为颞下窝，分辨窝上部内的翼外肌、内下份的翼内肌；观察翼内、外肌外侧的颞肌与下颌支，颞肌与翼外肌之间的上颌动、静脉，下颌支与翼内肌之间的下牙槽动、静脉及下牙槽神经。

6. 第 6 冠状断层　经视交叉与卵圆孔。

（1）上部　中线结构从上矢状窦往下至透明隔，均与上一断层相同。在透明隔下方依次显示隔核、视交叉、漏斗、鞍上池、鞍隔、垂体、蝶骨体与蝶窦。大脑半球内侧面仍显示扣带回、扣带沟；上外侧面外侧沟非常显著，观察沟上方的额上回、额中回、中央前回与中央后回，沟下方的颞上、中、下回，沟内的大脑中动脉，沟底的岛叶皮质。从岛叶皮质向内侧依次辨认最外囊、屏状核、外囊、豆状核壳、内囊与尾状核头。观察尾状核头内上方的侧脑室前角，注意尾状核头及其内下方的伏隔核构成其外下壁，胼胝体干构成其上壁，透明隔与隔核构成其内侧壁。垂体位于蝶鞍之垂体窝内，它与蝶骨体的外侧有海绵窦，窦内有颈内动脉横切面与纵切面。辨认动脉横切面外侧的动眼神经、滑车神经、眼神经与上颌神经，在动脉纵切面外侧识别展神经及三叉神经节，确认自三叉神经节经卵圆孔下行的下颌神经，观察垂体与视交叉之间的鞍上池及由颈内动脉发出行向内上的大脑前动脉与行向外侧的大脑中动脉。

（2）下部　显示鼻咽部、颞下窝与口腔。

①鼻咽部：观察蝶骨体与破裂孔下方的鼻咽部后壁与侧壁，注意侧壁上的咽鼓管软骨部、管内下方的腭帆提肌、管外侧的腭帆张肌，在它们外侧则为行于颞下窝内的下颌神经与翼外肌。

②颞下窝：分辨颞下窝内的翼内外肌、从卵圆孔下行的下颌神经，翼外肌与下颌支之间的上颌血管，翼内肌与咽壁之间的咽升动脉、咽静脉及脑膜中动、静脉，翼内肌与下颌支之间的下牙槽神经。下颌支外侧有咬肌，咬肌表面为腮腺。

③口腔：观察自软腭行向舌根的腭舌肌，腭舌肌下方的茎突舌肌、舌骨舌肌。观察舌体下方的颏舌骨肌、呈"U"形环绕舌体的下颌舌骨肌，下颌舌骨肌外下方的下颌下腺、面动脉和面静脉。

7. 第 7 冠状断层　经两侧颞下颌关节。

（1）上部　中线结构包括大脑纵裂，裂内的大脑镰、上矢状窦、大脑前动脉、胼胝体干、透明隔等，以及半球内侧面的沟、回与前一断层基本相同，但透明隔下方的隔核已消失，代之以穹窿柱；穹窿柱上面与透明隔相连，下方为第三脑室，再下方为桥池、脑桥、基底动脉；颅底结构为枕骨基底部代替蝶骨体。半球上外侧面的沟回也基本同上一断层，仅额中回消失。半球下面枕颞沟出现，注意识别枕颞内、外侧回，枕颞内侧回内上方的海马旁回、侧脑室下角底壁上的海马。确认外侧沟沟底的岛叶皮质，自此向内依次为最外囊、屏状核、外囊、豆状核、内囊与丘脑。尾状核体已显示，尾状核与豆状核之间为内囊前肢。此断层显示侧脑室中央部，断面呈三角形，上壁为胼胝体，内侧壁为透明隔与穹窿柱，外下壁由尾状核与丘脑共同构成。丘脑与穹窿柱之间的间隙为室间孔。颞叶内显示侧脑室下角，注意观察其底壁上有海马的断面。丘脑与脑桥之间的间隙为桥池的最上部，即与脚间池相续连部，在池内寻认基底动脉、大脑后动脉起始部及动眼神经的断面，并在丘脑两侧同颞叶之间寻认视束。脑桥与枕骨基底部之间为桥池的下份，寻认基底动脉主干及小脑下前动脉。在脑桥与颞叶之海马旁回之间确认小脑幕，在海马旁回下方的硬脑膜内有三叉神经节。在颞骨岩部骨质内确认颈动脉管及管内的颈内动脉。

（2）下部　在枕骨基底部外侧显示颞骨岩部，并恰好切经颞下颌关节。注意观察颞骨岩部内的颈动脉管及管内的颈内动脉断面、颞骨岩部外侧份下面的下颌窝、窝下方的关节盘与下颌头，自下颌头向下为下颌颈、下颌支与下颌角。在下颌支内侧面观察附于下颌颈的翼外肌、附于下颌角内侧面的翼内肌，二肌之间的上颌动、静脉，二肌与头长肌之间的颈内动、静脉。在翼内肌内侧面观察行向内下附于舌骨的茎突舌骨肌与二腹肌前腹。下颌支外侧面为腮腺与咬肌。下颌角与舌骨大角之间有下颌下腺、面动脉。枕骨基底部下方有头长肌，在头长肌下方观察口咽部后壁的咽上缩肌与咽中缩肌、咽缩肌外侧的茎突咽肌；观察咽缩肌下方的口咽部的咽腔，注意咽腔下方的会厌断面；观察会厌外下方的舌骨大角及附于舌骨的胸骨舌骨肌、甲状舌骨肌。

8. 第8冠状断层　经外耳道与鼓室。

（1）上部　以小脑幕为界分为幕上部与幕下部。

①幕上部：与上一断层基本相同。不同点：大脑半球上外侧面外侧沟以上的部分显示的脑回从上向下为中央前回、中央后回、顶上小叶与顶下小叶的缘上回；外侧沟下壁、颞上回的上面显示颞横回；豆状核断面明显缩小，丘脑面积增大，中脑代替了脚间池，大脑脚的脚底、黑质、被盖均清晰可辨，观察被盖内的红核、红核外上方的底丘脑核。

②幕下部：主要结构为脑桥基底部、延髓及桥池。在脑桥的断面上确认呈倒"八"字形的锥体束，从中脑的大脑脚底行经脑桥至延髓。观察自脑桥基底部延入小脑的小脑中脚，附于小脑中脚与脑桥移行处的三叉神经根。在脑桥延髓移行处确认面神经根及与之伴行的前庭蜗神经与迷路血管，它们相伴行向内耳门。在脑桥下方同枕骨基底部之间确认桥池及池内的椎动脉、小脑下前动脉，注意桥池与其外侧的脑桥小脑三角池相连通。

（2）下部　主要显示寰枕关节、寰枢关节与颞骨岩部。

①颞骨岩部：观察岩部内的鼓室、室内的镫骨；观察鼓室与其外侧的外耳道相通连的情况，二者之间已无鼓膜分隔；在鼓室内侧的骨质内辨别3个骨半规管与颈动脉管，注意管内的颈内动脉；观察颈内动脉外下方的颈内静脉及静脉内侧的舌咽神经、迷走神经和副神经。

②寰枕关节与寰枢关节：注意观察枕骨基底部及其下面的枕髁，枕髁与寰椎的上关节面构成寰枕关节；观察两侧块之间的枢椎齿突，齿突两侧有寰枢关节，关节外侧有颈内动、静脉，颈内静脉外侧有二腹肌后腹及腮腺。

9. 第9冠状断层　经枢椎椎体、齿突及寰枢、寰枕关节。

（1）上部 分为幕上部与幕下部。

①幕上部：显示的结构与第8冠状断层基本相同。不同之处：穹窿体下方出现大脑内静脉，显示第三脑室最后份，可见横行的后连合，丘脑断面进一步缩小；红核、豆状核已消失，尾状核体的断面更小；丘脑外下方已出现内侧膝状体与外侧膝状体。

②幕下部：仍显示脑桥与延髓，但脑桥被显示的为被盖部，其两侧的小脑中脚明显增大；延髓断面增大，注意观察通过锥体束及锥体。观察脑桥、延髓外侧的小脑半球，注意脑桥、小脑中脚同小脑的续连关系。辨认小脑幕、枕骨大孔和锥体两侧的椎动脉，观察宽阔的脑桥小脑三角池及池内的舌咽、迷走、副神经。

（2）下部 在正中部可见枢椎椎体、齿突、枢椎上关节突及其上方的寰椎侧块，观察寰枕、寰枢关节，枕髁外侧有颈静脉孔。观察颈静脉孔外侧的颞骨岩部，注意其内的乳突窦与乳突小房；辨认经枢椎椎体外侧上行、穿枢椎横突孔出现于寰枢外侧关节外侧的椎动脉；观察椎动脉外侧的二腹肌后腹、胸锁乳突肌与腮腺、颈内静脉、颈内 – 颈总动脉。

10. 第10冠状断层 经胼胝体压部、侧脑室三角区与第四脑室。

（1）上部 分为幕上部与幕下部。

①幕上部：显示的结构与第9冠状断层基本相同。不同之处：显示胼胝体压部，透明隔与穹窿体均已消失，胼胝体压部外侧出现侧脑室三角区；中央前回已消失，外侧沟上方最上的脑回是中央后回；丘脑也已消失，间脑仅显示松果体；中脑仅显示上丘与下丘。观察上、下丘两侧的四叠体池。

②幕下部：主要显示小脑蚓、小脑半球与第四脑室。脑桥已消失，小脑半球切面明显增大，并可清楚分辨小脑上、中、下脚，小脑髓质内齿状核清晰可辨。观察小脑扁桃体、第四脑室、延髓两侧的椎动脉与副神经脊髓根、小脑半球外下方的乙状窦。

（2）下部 观察枕骨大孔及椎动脉与副神经脊髓根入颅的情况。枕髁外侧有颈静脉窝。观察枢椎、第3颈椎的关节突与横突及穿经横突孔的椎动脉，椎管内的脊髓、脊神经根、副神经脊髓根。寰椎横突末端有头上斜肌与头下斜肌附着，第2、3颈椎外侧有头长肌、斜角肌、肩胛提肌，第3颈椎外侧有颈内动脉、静脉，动脉外侧有胸锁乳突肌。

11. 第11冠状断层 主要显示侧脑室后角与小脑齿状核。

（1）上部 分为幕上部与幕下部。

①幕上部：不同于第10冠状断层之处：大脑镰下缘内出现下矢状窦；胼胝体压部变薄，其上方的大脑前动脉已消失，其下方为大脑大静脉池，池内有大脑大静脉，静脉下方有小脑上动脉。显示侧脑室后角，其内侧壁上有后角球与禽距。

②幕下部：小脑幕两侧与横窦相连，小脑幕切迹上方与胼胝体压部下方之间有大脑大静脉池。幕下方几乎全为小脑占据，延髓已消失。可见小脑蚓，两侧小脑半球髓质内齿状核大，半球内下部的小脑扁桃体突向枕骨大孔，小脑扁桃体与枕骨间为小脑延髓池。

（2）下部 位于枕骨下方。向下显示寰椎后弓、枢椎的椎弓板、下关节突与关节突关节；注意在第3颈椎椎体已消失，仅显示椎管内的脊髓及其被膜与脊神经；再往下显示第4颈椎椎体后份。寰椎后弓两侧有头后大直肌与头上斜肌，后弓外下方为头下斜肌，从头下斜肌向外下依次有头半棘肌、头夹肌、肩胛提肌与胸锁乳突肌。

12. 第 12 冠状断层　显示侧脑室后角、直窦、顶枕沟及距状沟。

（1）上部　分为幕上部与幕下部。

①幕上部：小脑幕已与大脑镰相连，在连接处有直窦的断面。半球内侧面上份出现顶枕沟，下份出现距状沟，分辨楔前叶、顶枕沟、楔叶、距状沟与舌回。半球上外侧面中央后回与缘上回、颞上回均已消失，从上向下为顶上小叶、角回、颞中回与颞下回。半球深部仅见侧脑室后角的最后端，在其内侧壁仍可见禽距。半球下面海马旁回消失，从外侧向内侧为枕颞外侧回、枕颞内侧回与舌回。

②幕下部：小脑幕成"人"字形结构，观察幕下的小脑与小脑延髓池。

（2）下部　在枕骨下方显示第 2、3 颈椎的棘突。注意分辨头后小直肌、头后大直肌、头下斜肌、头半棘肌、头夹肌与胸锁乳突肌。

13. 第 13 冠状断层

（1）上部　分为幕上部与幕下部。

①幕上部：与前一断层比较，侧脑室、颞叶已消失。在大脑半球内面仍显示楔前叶、顶枕沟、楔叶、距状沟与舌回，距状沟位置上移；半球上外侧面显示顶上小叶、角回与枕外侧回；半球下面为枕颞外侧回、枕颞内侧回与舌回。

②幕下部：小脑幕连于直窦与横窦之间，接近水平位。小脑半球面积已缩小，小脑蚓已消失，两半球间可见小脑镰与枕窦的断面。

（2）下部　枕骨下方中线结构显示头后小直肌与头后大直肌，第 2、3、4 颈椎棘突及止于棘突的颈半棘肌，在它们的外侧有头半棘肌、头夹肌、胸锁乳突肌。

14. 第 14 冠状断层

（1）上部　观察大脑镰，其上端连上矢状窦，下端附于枕内嵴，并有小脑幕相附。小脑幕自大脑镰下端水平行向外侧，连于横窦。大脑半球内侧面中份有距状沟，其上、下方分别为楔叶与舌回；半球上外侧面主要有枕外侧回；下面有枕颞内、外侧回。小脑半球面积已极小。

（2）下部　枕骨下方，主要显示头半棘肌与其外侧的头夹肌。

15. 第 15 冠状断层

（1）上部　观察大脑镰，其上、下端均连上矢状窦。显示枕极部的沟回。

（2）下部　枕骨下方仅有项部皮肤。

二、头部矢状断层

头部矢状断层以正中矢状断层为标准断层，在其左右侧各切 5 个矢状断层。观察正中矢状断层和左侧的 5 个断层。每个断层分为颅内部与颅外部两部。

1. 第 1 矢状断层　经下颌骨髁突与外侧沟。

（1）颅内部

① 幕上部：先辨认将断层分为上、下两部分的外侧沟。在上部，观察从半球断面上缘中点开始的中央沟。以此两沟为标志确认额叶、顶叶与颞叶；辨认额叶的中央前回，顶叶的中央后回与顶下小叶，颞叶的颞横回与颞上、中、下回。

②幕下部：观察小脑幕及幕后端的横窦、下方的乙状窦，辨认为乙状窦环绕的小脑半球外侧断面。

（2）颅外部　以下颌骨髁突后缘为标志将颅外部分为前、后两部。

①前部：在下颌头前下方辨认下颌支及其冠突、下颌颈，观察冠突前上方的颞肌和附于下颌颈的翼外肌、下颌支前下方的咬肌。观察下颌头上方的关节窝及与之相连的关节结节、关节盘。

②后部：依次观察外耳道与乳突小房的断面、乳突后面的头夹肌与胸锁乳突肌，在下颌支后方、外耳道下方有腮腺。

2. 第 2 矢状断层　显示鼓室。

（1）颅内部

①幕上部：先辨认外侧沟及沟内的大脑中动脉，观察岛叶的沟回。在外侧沟上方辨认中央沟、中央前回与额中回、中央后回，在外侧沟下方辨认颞叶。观察后下部的枕叶。

②幕下部：小脑幕前端附于颞骨岩部上缘，后端连于横窦。小脑半球的断面增大，下方有乙状窦。在颞骨岩部内，观察位于前下方的鼓室、后上方的内耳、后下方的乳突小房。

（2）颅外部　以颞骨岩部前缘为界，分为前部与后部。

①前部：观察前上部的眶腔、后下部的下颌支、下颌支与眶后下界之间的颞下窝。在颞下窝，观察颞肌与翼外肌，在二肌之间有上颌动、静脉及其分支或属支，在翼外肌后下方有脑膜中动、静脉与下牙槽动、静脉；在翼外肌下方、下颌支后方辨认翼内肌，该肌后下方有下颌下腺与下颌下淋巴结，后方有腮腺、下颌后静脉、颈内动脉、颈内静脉和茎突舌骨肌。

②后部：辨认寰椎横突后上方的头上斜肌、下方的头下斜肌及后方的头半棘肌、头最长肌与头夹肌。

3. 第 3 矢状断层　主要显示豆状核壳、侧脑室下角及岛叶。

（1）颅内部

①幕上部：在外侧沟内辨认大脑中动脉的主干。在上部确认中央沟，在下部辨认颞叶与枕叶，并确定颞极、侧脑室下角与枕极。在岛叶皮质深面观察屏状核与豆状核的壳，壳周的白质为外囊，屏状核与岛叶皮质之间的白质为最外囊。

②幕下部：主要为小脑半球占据，其面积进一步扩大，在其前下方仍有乙状窦。辨认颞骨岩部骨质内前部的颈动脉管，内有颈内动脉，颈动脉管后上方有内耳道面。颞骨岩部前方为棘孔，有脑膜中动、静脉通过。

（2）颅外部　以颈动脉管为标志，分为前、后部。

①前部：先观察眶内的眼球及上睑提肌，上、下、外直肌与眶脂体。眶腔下方，从上向下有上颌窦，上、下颌牙与下颌体。上颌窦后方观察翼外肌与翼内肌，在翼外肌后方有上颌动、静脉与脑膜中动、静脉；在翼内肌下方有下颌下腺，在肌后方辨认茎突咽肌、茎突舌肌、茎突舌骨肌及二腹肌。颞骨岩部前下方有颈内动脉，后下方有颈内静脉。

②后部：向后依次有头后大直肌与头下斜肌、头半棘肌、头夹肌与斜方肌。

4. 第 4 矢状断层　主要显示侧脑室三角区、海马、豆状核与内囊。

（1）颅内部

①幕上部：在外侧沟上方，观察中央沟、额叶与顶叶，辨认额叶的中央前回与额上、中、下回，顶叶的中央后回与顶上小叶、缘上回、角回。在外侧沟上方的白质内辨认豆状核、内囊、丘脑枕、侧脑室三角区。在外侧沟下方，观察颞叶及侧脑室下角、下角底壁上的海马、下角前方的杏仁体、海马前方的海马旁回与钩。颞叶后方为枕叶。

② 幕下部：小脑幕后端与横窦相连，前端直达颅中窝底。在小脑半球前方辨认三叉神经根与面神经、前庭蜗神经、迷走神经，三叉神经根向前与三叉神经节相连。三叉神经根与小脑半球之间为脑桥小脑三角池。三叉神经节下方为颈动脉管，内有颈内动脉。

（2）颅外部　以颈椎椎体前缘为标志，分为前、后部。

①前部：前上部为眶腔，前份显示眼球，近眶尖处有视神经与眼外肌。眶腔下方为上颌窦。观察口腔上壁之上颌骨牙槽突与上颌牙、硬腭及软腭，口腔下壁的下颌骨牙槽突与下颌牙、舌、舌下腺、颏舌骨肌、下颌舌骨肌、二腹肌，颏舌骨肌后方有舌骨。

②后部：依次观察枕髁、寰椎侧块、寰枕关节和寰枢关节，辨认项部的头后大直肌、头下斜肌、头半棘肌与头夹肌。

5. 第 5 矢状断层　主要显示额窦、海绵窦、丘脑、尾状核及内囊前肢。

（1）颅内部

①幕上部：显示大脑和间脑。观察位于脑底中份上方的丘脑，在其前方有内囊前肢与尾状核，胼胝体呈弓形环绕尾状核、内囊与丘脑。辨认在胼胝体背侧的扣带沟及其缘支，在缘支前方的中央沟，在胼胝体压部后方的顶枕沟，分辨大脑的额叶、顶叶、枕叶。丘脑与胼胝体之间有侧脑室。

观察中脑大脑脚内的黑质、中脑大脑脚前方的海马旁回钩、钩上方的视束及视束前上方的前连合、钩前方的颈内动脉。

②幕下部：小脑幕向前在中脑背侧形成小脑幕切迹，向后连横窦。幕下主要有小脑半球与脑桥，二者以小脑中脚相连。观察小脑髓质内的齿状核、半球前下部突向枕骨大孔的小脑扁桃体、扁桃体前下方的副神经脊髓根。观察脑桥基底部、在其前方的斜坡及二者之间的桥池，池内有基底动脉。桥池前方有海绵窦，海绵窦前上方有视神经。

（2）颅外部　以椎体前缘为界分为前、后部。

①前部：上份由前向后为额窦、筛窦与蝶窦。辨认鼻腔外侧壁上的中鼻甲与下鼻甲。观察固有口腔内的舌与舌下腺，口底各肌及舌骨、舌根后方的会厌，会厌后下方即为喉腔。鼻腔、口腔、喉腔后方为咽腔。

②后部：主要显示颈椎及其椎管。观察已经剖开的椎管，辨别椎管前壁的寰椎前弓、枢椎与第 3 颈椎椎体等；椎管后壁有寰椎后弓、枢椎棘突。椎管后方为项肌，可见头后小、大直肌，头下斜肌与头半棘肌、头夹肌。

6. 第 6 矢状断层（正中矢状断层）　显示颅脑正中线上的各结构，包括大脑镰、胼胝体、视交叉、垂体、松果体、脑干、小脑蚓、脑室系统等。

（1）颅内部　以胼胝体与小脑幕为界，分为上、下部。

1）上部：在此断层完全显露大脑半球内侧面胼胝体及额、顶、枕叶在内侧面的沟、回，上矢状窦、大脑前动脉主干及其分支均清晰显示。

2）下部：分为胼胝体下部与小脑幕下部。

①胼胝体下部：胼胝体分为嘴、膝、干与压部，在胼胝体后半部的下方有穹窿体、穹窿柱及丘脑，辨认穹窿与胼胝体之间的透明隔、穹窿柱与丘脑之间的室间孔，室间孔前方有前连合。观察丘脑后方的松果体、中脑内的中脑水管。室间孔与中脑水管之间有丘脑下沟，沟前下方为下丘脑，可见视交叉、漏斗与乳头体，丘脑、下丘脑内侧面为第三脑室。观察视交叉与胼胝体嘴之间的终板。

观察中脑的大脑脚、顶盖，顶盖表面上、下丘清晰可辨。辨认中脑下方的脑桥、脑桥下方的延髓及二者背侧的第四脑室。观察大脑脚之间的脚间窝、脚间池及池内的动眼神经，脚间池向前通交叉池，向下与桥池相通，后者内有基底动脉上行。观察顶盖背侧的四叠体池，此池向上通松果体上隐窝，向后下与小脑上池交通。

②小脑幕下部：小脑幕位于大脑半球枕叶与小脑之间，与水平面成45°角，向后下连于窦汇。小脑半球前下突出部为小脑扁桃体。观察位于枕骨大孔上方的小脑延髓池，小脑上面与小脑幕之间的小脑上池及其与四叠体池的交通。小脑前下面与脑桥、延髓背侧的菱形窝构成第四脑室。

（2）颅外部 以椎体前缘为界分为前、后部。

①前部：主要显示鼻腔、口腔与咽腔。鼻腔内可见鼻中隔和鼻腔外侧壁上的鼻甲、鼻道，观察额窦与蝶窦。观察口腔的硬腭与软腭，舌根与会厌连接处下方为舌骨体，有口底肌附着。观察咽腔侧壁上的咽鼓管圆枕、咽鼓管咽口、咽隐窝和腭扁桃体。

②后部：主要显示椎管、项肌。观察寰椎、枢椎、寰枢关节及第3、4颈椎椎体，椎管内有脊髓及其被膜。项肌主要为头后小直肌与头半棘肌。

【实验测试】

测试考核要点：辨认经胼胝体膝和侧脑室前角、经视神经颅内段或视交叉、经视交叉与卵圆孔冠状断层、头部正中矢状断层的主要结构。

【复习思考】

1. 试述内、外囊及最外囊在三维断层上的位置。
2. 试述各脑室的位置及其在正中矢状断层上的表现。

实验三 胸部断层解剖

【实验目的】

1. 掌握 上、中、后纵隔各器官的位置和形态，主要纵隔间隙的位置与内容，肺的位置、外形，肺叶支气管、肺段支气管的分布，支气管肺段分段情况，心的位置、外形与结构；经主动脉弓横断层，经肺动脉干及左、右肺动脉横断层，经心四腔横断层，经心室横断层的主要结构。

2. 熟悉 胸部的其他横断层和胸部正中矢状断层的主要结构。

【实验教具】

1. 胸部、纵隔标本，气管、支气管、肺、心的游离标本，胸部横断层、冠状断层与矢状断层标本。

2. 胸部断层解剖视频，胸部断层解剖图谱，CT、MRI片，心的超声图像。

【注意事项】

结合教材内容，先观察胸部、纵隔标本，气管、支气管、肺、心的游离标本，再分组进行胸部断层标本的观察。

【实验步骤与内容】

一、胸部的解剖

1. 在整体标本上观察胸部器官的配布、位置及其毗邻关系。
2. 观察纵隔的位置、分区及其内容。
3. 观察肺的外形，肺内支气管、肺动脉、肺静脉的分布，支气管肺段分段情况。
4. 观察心的位置、外形与各腔结构。

二、胸部横断层的观察

1. 第 1 横断层　为颈根部的断层。以第 7 颈椎椎体为中心，分为椎体前部、椎体后部、椎体侧部与肩胛区。

（1）椎体前部　在椎体前方辨认气管，在气管前方观察胸骨甲状肌、胸骨舌骨肌与胸锁乳突肌；在气管后方辨认稍偏左侧的食管，在气管两侧观察甲状腺侧叶及其外侧的颈动脉鞘。

（2）椎体侧部　观察椎体与椎前肌外侧的椎动、静脉，在椎血管外侧寻认前、中、后斜角肌，注意在前、中斜角肌之间有臂丛断面，外侧有肩胛舌骨肌下腹。

（3）椎体后部　有椎管、椎弓板、棘突及项背肌。观察椎管与管内的脊髓及其被膜、脊神经根。横突末端有肋凹，同第 1 肋肋结节构成肋横突关节。在椎弓板及棘突后外侧附有横突棘肌与竖脊肌，辨认附于棘突末端的背肌浅层肌，浅面是斜方肌，其深面为菱形肌，菱形肌外侧端前方有前后方向的肩胛提肌及其外侧的前锯肌。

（4）肩胛区　观察肩关节，在肱骨头断面前方辨认肱二头肌长头腱，在肱骨头内侧有肩胛骨喙突及肩胛冈，辨认肩关节周围的三角肌、肩胛冈前方的冈上肌、后方的冈下肌。注意观察锁骨、喙突、冈上肌、前锯肌之间的三角形区即为腋窝顶，内有臂丛与腋血管。在锁骨前内侧寻认颈外静脉。

2. 第 2 横断层　显示第 1 胸椎体，两侧为肩关节。此断层亦分为椎体前部、椎体侧部、椎体后部和肩胛区 4 部分。

（1）椎体前部　显示的结构及其配布情况同上一断层。

（2）椎体侧部　椎体两侧有第 1 肋头与椎体构成的肋头关节，其前外侧有椎动、静脉，在第 1 肋颈与椎动脉之间辨认颈胸神经节。在第 1 肋外前方观察前、中斜角肌及臂丛。

（3）椎体后部　显示的结构及其配布同上一断层。

（4）肩胛区　肩胛冈、冈下肌、肩胛下肌断面增大，冈上肌、肩胛提肌断面缩小。肩关节的断面结构显示清晰，分辨关节盂、肱骨头、肱二头肌长头腱。辨认锁骨断面后方的锁骨下肌及锁骨前面横向外侧的胸大肌。观察前锯肌、肩胛下肌、锁骨与胸大肌之间的腋窝及窝内的腋血管、臂丛、淋巴结。锁骨前内方有颈外静脉。

3. 第 3 横断层　经第 1、2 胸椎椎体及二者之间的椎间盘，分为椎体前部、胸壁及胸膜肺区、椎体后部与肩胛区。

（1）椎体前部　仍以气管断面为中心，甲状腺峡已显示。在椎体前外侧、颈动脉鞘后方可见锁骨下动、静脉，静脉位于动脉前内侧。

（2）胸壁及胸膜肺区　观察右肺的尖段与左肺的尖后段。在第 1 肋断面前方分辨前、中斜角肌及二肌之间的臂丛与锁骨下动脉，动脉前内侧为锁骨下静脉。前锯肌呈弧形贴于第 1、2 肋表面，向后附于肩胛骨内侧缘。

（3）椎体后部　显示第 2 胸椎的椎弓板与棘突，其他同上一断层。

（4）肩胛区　显示的结构基本同上一断层。肩胛冈、冈上肌已消失，冈下肌与肱骨头之间有小圆肌出现。观察锁骨与锁骨下肌外侧、胸大肌深面的胸小肌、喙肱肌与肱二头肌短头，观察腋窝内的腋血管、臂丛与淋巴结。

4. 第 4 横断层　经第 2 胸椎椎体。

（1）椎体前部　甲状腺已消失，两侧颈总动脉、颈内静脉后方可见迷走神经，胸锁乳突肌外侧有锁骨。

（2）椎体后部　显示第 3 胸椎的椎弓板与棘突等。

（3）胸壁及胸膜肺区　显示两肺的肺尖（尖段与尖后段）与胸膜顶，左肺尖前内侧有左锁骨下动脉紧邻，胸腔侧壁可见第 1 ~ 3 肋的断面，肋的表面有前锯肌，第 1 肋断面前方有腋动脉。

（4）椎体后区　观察肋头关节、肋横突关节。

（5）肩胛区　开始出现肱三头肌长头，其他与上一断层相似。

5. 第 5 横断层　经第 3 胸椎体，分为纵隔区、椎体及椎体后区、胸壁及胸膜肺区、肩胛区 4 部分。

（1）纵隔区　观察两侧锁骨的胸骨端，其间有胸锁乳突肌及胸骨舌骨肌、胸骨甲状肌的起始部。辨认气管，在气管前右侧至气管左后方、食管外侧分辨主动脉弓发出的三大分支，即头臂干、左颈总动脉与左锁骨下动脉。在气管与椎骨之间有食管，在胸锁关节后方可见头臂静脉。

（2）椎体及椎体后区　显示第 3 胸椎体及第 2 ~ 3 胸椎之间的椎间盘。椎体后区结构与上一断层相似。

（3）胸壁及胸膜肺区　由第 1 ~ 3 肋和肋间肌构成胸壁，胸壁外侧有前锯肌。椎体前方、气管食管两侧有纵隔胸膜。观察右肺的前、尖、后段与左肺的前段及尖后段。

（4）肩胛区　与上一断层结构基本相同。开始出现大圆肌、肱骨干的断面。

6. 第 6 横断层　经第 4 胸椎椎体。

（1）纵隔区　前方为胸骨柄及胸锁关节，后方为第 4 胸椎椎体，两侧为纵隔胸膜。气管仍居纵隔中部，其后方有食管。从气管前方向左至食管左侧，可见头臂干、左颈总动脉和左锁骨下动脉，此三条动脉间的距离明显缩小。注意观察头臂干前方的左头臂静脉为斜切面，右胸锁关节后方的右头臂静脉为横切面。

（2）椎体及椎体后区　显示第 3 ~ 4 胸椎椎间盘和第 4 胸椎椎体及其两侧的肋头关节等。

（3）胸壁及胸膜肺区　胸壁由胸骨柄、第 1 ~ 4 肋、胸椎，以及肋间肌、前锯肌、胸大肌、胸小肌等组成。纵隔两侧显示左右肺的上叶，右肺从前到后为前段、尖段与后段，左肺为前段与尖后段。

（4）肩胛区　出现背阔肌，其他结构与上一断层相似。

7. 第 7 横断层（主动脉弓层面）　经第 4 胸椎体下部。

（1）纵隔区　前方为胸骨柄与第 1 胸肋结合，后方为第 4 胸椎体下部，两侧为纵隔胸膜。气管居中，其后方为食管，右前方为右头臂静脉，左侧为从右前走向左后的主动脉弓，主动脉弓前端前方为横位的左头臂静脉。观察气管前、后间隙。

（2）椎体及椎体后区　显示第4胸椎体下份及其两侧的肋头关节、肋横突关节等。

（3）胸壁及胸膜肺区　基本同上一断层。

（4）肩胛区　背阔肌断面增大。

8. 第8横断层（主动脉肺动脉窗层面）　也是奇静脉弓注入上腔静脉的层面，经第4～5胸椎椎间盘和第5胸椎体上部。

（1）纵隔区　前方仍为胸骨柄，后方为第4、5胸椎间的椎间盘与第5胸椎体上份，两侧为纵隔胸膜。观察主动脉弓下缘，其两端分别与升主动脉及胸主动脉相续，升主动脉右侧为上腔静脉。胸骨柄与大血管之间的间隙为血管前间隙，内有胸腺；大血管与气管之间的间隙为气管前间隙，内有淋巴结；气管与胸椎之间的间隙为气管后间隙，内有食管等。

主动脉肺动脉窗是CT图像上的一低密度间隙，位于主动脉弓下缘以下、左肺动脉上缘以上，其左侧界为左纵隔胸膜，右侧界为气管下端与食管。

（2）椎体及椎体后区　显示第4、5胸椎间的椎间盘与第5胸椎等。

（3）胸壁及胸膜肺区　尖段已消失，两肺上叶前部为前段，后部为后段；下叶的上段开始显现。食管右侧出现奇静脉，观察奇静脉同椎体之间纵隔胸膜向左侧深陷形成的奇静脉食管隐窝。

（4）肩胛区　臂部已与胸部分离。观察肩胛骨前方的肩胛下肌，后方的冈下肌，外侧的大圆肌、背阔肌。

9. 第9横断层（气管隆嵴层面）　经第5胸椎体下部。

（1）纵隔区　观察气管杈与气管隆嵴，气管分为左、右主支气管。在气管杈前方观察从右向左的上腔静脉、升主动脉和左肺动脉。大血管前方与胸骨柄之间的间隙为血管前间隙，内有胸腺。观察气管杈后方从右向左的奇静脉、食管与胸主动脉，三者与椎体之间有胸导管。观察气管杈同上腔静脉、升主动脉之间的气管前间隙，内有淋巴结。

（2）胸壁及胸膜肺区　胸壁的构成同前一断层，但第6肋出现。肺断面进一步增大，两肺下叶之上段扩大，斜裂前移。

（3）椎体及椎体后区　显示第5胸椎体下部等。

（4）肩胛区　同上一断层。

10. 第10横断层（肺动脉杈层面）　经第5胸椎体下部和第5～6胸椎椎间盘。

（1）纵隔区　观察左、右主支气管，在其前方从右向左有上腔静脉、升主动脉、肺动脉干。肺动脉干在升主动脉左后方分为左、右肺动脉，左肺动脉行向左后，右肺动脉在升主动脉、上腔静脉与左、右主支气管之间向右侧横行。在大血管前方辨认胸腺。观察食管后方的奇静脉、胸导管及胸主动脉。

（2）胸壁及胸膜肺区　胸壁构成与上一断层相似。斜裂进一步前移，肺下叶面积增大。辨认上叶支气管，在支气管后方观察右上肺静脉。在左肺动脉外侧，前方有左上肺静脉，后方有尖后段支气管和前段支气管。

（3）椎体及椎体后区　显示第5胸椎体下部及其前下方的椎间盘等。

（4）肩胛区　与上一断层基本相同，肩胛骨的断面更小。

11. 第11横断层（左上叶支气管层面或右肺动脉层面）　经第6胸椎体下部及第

6 ~ 7 胸椎椎间盘。

（1）纵隔区　左肺动脉已消失，右肺动脉经右肺门进入右肺。左主支气管分为上、下叶支气管，在左主支气管分权处前方可见左上肺静脉自肺门走出。

（2）胸壁及胸膜肺区　在胸壁后份已出现第 7 肋。斜裂前移，下叶断面继续增大。在右肺斜裂前方有一个乏血管区，为上叶与中叶的分界线。在乏血管区后方有一横行的肺静脉段间部，分隔中叶内侧段与外侧段。在左主支气管分权前方，辨认出肺门行向内侧的左上肺静脉，其左侧端有从后外行向前内的肺静脉段间部，分隔上叶前段和尖后段。

（3）椎体及椎体后区　显示第 6 胸椎体下部及第 6 ~ 7 胸椎椎间盘等。

（4）肩胛区　肩胛骨断面已很小。

12. 第 12 横断层（主动脉窦层面）　经第 7 胸椎体上部。肩胛骨消失，出现心与心包。分为 3 区。

（1）纵隔区　主要为心与心包，胸腺已经消失。观察心的各腔，前部为右心室，后部为左心房，右心室右后方为右心房。左心房的右侧端有右上肺静脉汇入，左侧端有左上、下肺静脉汇入。在左心房与右心室之间辨认升主动脉的起始部，可见主动脉窦和 3 个主动脉瓣；主动脉窦右侧为右心房。心包后方即后纵隔，其内有食管、胸主动脉、奇静脉与胸导管。

（2）胸壁及胸膜肺区　胸壁构成同上一断层，女性标本可见乳腺。右肺水平裂明显，从前向后辨认上叶、中叶与下叶；前部为前段，中部为外侧段和内侧段，后部为上段。辨认左肺的斜裂及上、下叶，前部为前段和上舌段，后部为上段。在斜裂前方，辨认舌叶支气管与左上肺静脉舌支的段间部，该支是前段与上舌段的分界。在斜裂后方，确认上段支气管及与左肺动脉下叶上支。

（3）椎体及椎体后区　基本同上一断层，显示第 7 胸椎体上部等。

13. 第 13 横断层（四腔心层面）　经第 7 胸椎体下部。

（1）纵隔区　分辨心的四腔，右心房、右心室位于右前方，左心房、左心室位于左后方，心房、心室之间有房室口。左、右心房之间有房间隔，左、右心室之间有室间隔。寻认心房与心室交界处的左、右冠状动脉。心包后方为后纵隔，辨认食管、胸主动脉、奇静脉与胸导管，观察食管前缘与右肺下叶之间的右肺韧带、胸主动脉前方与左肺下叶之间的左肺韧带。

（2）胸壁及胸膜肺区　胸壁上出现第 8 肋，上段已消失，出现 4 个底段。右肺水平裂前方为前段，在水平裂后方分辨分隔外侧段、内侧段的右肺中叶静脉段间支；斜裂后方为前底段，内侧部为内侧底段，外侧部为外侧底段，后部为后底段。

左肺前方小部分为前段，在上叶寻认从心左缘左侧向外侧横行的左上肺静脉舌支的段间部，分隔前段与上舌段，上舌段之后为下舌段。斜裂后方同样有 4 个底段。

（3）椎体及椎体后区　显示第 7 胸椎体等。

14. 第 14 横断层　经第 7 ~ 8 胸椎椎间盘。

（1）纵隔区　仍为四腔心，在左、右房室口分别可见二尖瓣和三尖瓣。后纵隔内结构与上一断层基本相似，但食管从胸主动脉右侧移到动脉右前方。

（2）胸壁及胸膜肺区　胸壁上出现腹直肌。斜裂前移，上叶的断面缩小，两肺下叶及右肺中叶不断扩大，下叶的 4 个基底段明显。左肺上叶的上舌段已消失。

（3）椎体及椎体后区　显示第 7 ~ 8 胸椎椎间盘等。

15. 第 15 横断层　经第 8 胸椎体中部。

（1）纵隔区　为三腔心，左心房已消失。后纵隔内结构与上面的断层相似。

（2）胸壁及胸膜肺区　同上一断层。

（3）椎体及椎体后区　显示第 8 胸椎体等。

16. 第 16 横断层　经第 9 胸椎体上部。

（1）纵隔区　为三腔心，右心房与左心室变小，右心室增大，右心房右后方为下腔静脉口。后纵隔内结构与上面的断层相似。

（2）胸壁及胸膜肺区　上叶消失，左肺上叶仅见下舌段的一小部分。

（3）椎体及椎体后区　显示第 9 胸椎体上部和部分椎间盘等。

17. 第 17 横断层（食管裂孔层面）　经第 9 ~ 10 胸椎椎间盘。

（1）纵隔区　仅有左、右心室两腔，下腔静脉与右心房分离。后纵隔内，食管从胸主动脉右前方移到动脉前方，此处为膈的食管裂孔。

（2）胸壁及胸膜肺区　胸壁由第 5 ~ 6 肋软骨、第 5 ~ 10 肋骨和肋间肌构成。在右胸膜肺区，出现膈和肝右叶断面。

（3）椎体及椎体后区　显示第 9 ~ 10 胸椎椎间盘等。

三、胸部冠状断层的观察

胸部的冠状断层以腋中线平面为标准平面，以层厚 20mm 向前后切割。各断层均从前面观察。

1. 第 1 冠状断层　经胸骨柄，主要观察左、右心室，右肺上叶与中叶，左肺上叶与下叶。

2. 第 2 冠状断层　经锁骨的内侧半与升主动脉的前壁，主要观察心包、心室、房室瓣、腱索与乳头肌、右心房、升主动脉、肺动脉干、左头臂静脉、右肺水平裂、左肺斜裂。

3. 第 3 冠状断层　经升主动脉与上腔静脉，主要观察气管、甲状腺侧叶、颈总动脉、上腔静脉、升主动脉、右肺的三叶、左肺的上下两叶。

4. 第 4 冠状断层　通过肺动脉权及上腔静脉纵轴，主要观察左右心房、左心室、二尖瓣、肺动脉权、主动脉弓、上腔静脉、气管、食管、右肺的三叶、左肺的上下两叶。

5. 第 5 冠状断层　经气管权并切经左心房后半部，主要观察左心房、左心室、肺静脉、气管权、奇静脉、主动脉弓、食管、气管、右肺的三叶、左肺的上下两叶。

6. 第 6 冠状断层　经胸主动脉，主要观察胸主动脉、奇静脉弓、椎体、椎间盘、椎管、左右肺的上叶与下叶。

7. 第 7 冠状断层　经胸主动脉后壁，主要观察胸主动脉、椎管、左右肺的上叶与下叶。

8. 第 8 冠状断层　通过胸椎体后半部，主要观察椎体、椎间盘、椎管、两肺下叶。

四、胸部矢状断层的观察

胸部矢状断层以正中矢状面为标准平面，以层厚 20mm 向左、右两侧断层，每一断层均从左侧面观察。

1.第 1 矢状断层　主要观察左肺上下两叶、腋动脉、腋静脉和臂丛等。

2.第 2 矢状断层　主要观察左肺上下两叶和头静脉等。

3.第 3 矢状断层　主要观察左肺上下两叶、左右心室、左锁骨下动脉和静脉等。

4.第 4 矢状断层　主要观察左肺上下两叶、左右心室、左肺上叶支气管、左上肺静脉、左肺动脉、左下肺静脉和左锁骨下动、静脉等。

5.第 5 矢状断层（左旁正中矢状断层）　主要观察右心室、左心房、肺动脉干、左肺静脉、升主动脉、主动脉弓、胸主动脉、左主支气管、左锁骨下静脉、甲状腺、左颈总动脉和颈内静脉等。

6.第 6 矢状断层（正中矢状断层）　主要由纵隔区与脊柱组成。

（1）纵隔区　前方有胸骨柄、胸骨体，后方有脊柱。观察胸廓上口，可见气管、食管经此进入胸腔。心前面大部是右心房，观察右心房通向右心室的房室口及三尖瓣；辨认右房室口前上方的右心耳；右心房后上方为左心房。右心房上方有升主动脉，其上端与主动脉弓相连续。主动脉弓上发出上行的头臂干，其前方有左头臂静脉。在主动脉弓与头臂干后上方有气管的纵切面，其下端显露气管隆嵴。气管上方、升主动脉后方有右肺动脉。观察气管下方的气管支气管下淋巴结。食管位于气管与脊柱之间，其前方有左、右心房，后方有奇静脉。

（2）脊柱　观察各椎骨的椎体、棘突，椎骨之间的韧带有前纵韧带、后纵韧带、棘间韧带和棘上韧带。脊髓及其被膜位于椎管内。

7.第 7 矢状断层（右旁正中矢状断层）　主要观察右心房、上腔静脉口、下腔静脉口、左头臂静脉、奇静脉弓、升主动脉、右主支气管、右肺动脉和右肺静脉等。

8.第 8 矢状断层　主要观察斜裂、右上肺静脉和右肺动脉等。

9.第 9 矢状断层　主要观察斜裂、水平裂、锁骨下动脉和臂丛等。

10.第 10 矢状断层　主要观察右肺上、中、下三叶。

11.第 11 矢状断层　主要观察右肺上、中、下三叶。

【实验测试】

测试考核要点：辨认经主动脉弓横断层，经肺动脉干及左、右肺动脉横断层，经心四腔横断层，经心室横断层的主要结构。

【复习思考】

1.名词解释：气管前间隙；血管前间隙；主动脉肺动脉窗。

2.上纵隔、后纵隔内各有哪些主要结构？

3.试述肺的分段。

4.试述心四腔的位置关系。

实验四　腹部断层解剖

【实验目的】

1.掌握　肝的位置和形态，肝的韧带，第一、第二肝门的位置和通过的结构；肝正中裂、左右叶间裂的定位，Couinaud 肝段划分法；肝门静脉的形成及分支；肝静脉主要属支的行径；胰的位置和形态；肾前间隙、肾周间隙、肾后间隙的位置与交通；经第二肝门横断层，经肝肝门静脉左、右支横断层，经第一肝门横断层，经肝右叶、胆囊、胰体横断层，经肝右叶、胆囊、胰颈横断层，经肝右叶下部、肾门横断层的主要结构。

2.熟悉　腹部其他横断层的主要结构。

【实验教具】

1.腹部局部解剖标本，腹腔器官游离标本，腹部横断层标本。

2.腹部断层解剖视频、图谱，CT、MRI 片，肝、胆、肾的超声图像。

【注意事项】

结合教材内容，先观察腹部局部解剖标本、腹腔器官游离标本，再分组进行 3 种腹部断层标本的观察。

【实验步骤与内容】

一、腹部的解剖

1.观察腹腔器官的配布及其毗邻关系。

2.观察肝、肝外胆道、胰、脾、肾、肾上腺、胃、小肠与大肠的位置和形态。

3.观察腹膜后间隙的组成及其交通。

二、腹部横断层的观察

腹部的横断层共 15 个。第 1 ~ 8 横断层为上腹部的断层，主要观察肝、胆囊、胰、脾、肾、肾上腺等器官；第 9 ~ 15 横断层为下腹部的断层，主要观察小肠与大肠。

1.第 1 横断层（第二肝门层面）　平第 10 胸椎体。

在胸腔内，观察右肺的中叶与下叶，左肺的舌叶与下叶。在左肺舌叶与右肺中叶之间有右心室，其左侧为心尖。观察胸椎椎体左前方的胸主动脉，辨认其后方与右侧的半奇静脉与奇静脉，奇静脉与主动脉之间有胸导管。

辨认紧贴于心、肺内面的膈肌断面，在主动脉前方可见膈肌的食管裂孔和食管。腹腔内，左侧约 1/3 为胃底断面，右侧 2/3 为肝的断面。在肝断面后缘近中点处辨认下腔静脉，在下腔静脉右前方可见肝中静脉，肝中静脉至下腔静脉左缘连线为肝的正中裂，将肝分为左半肝与右半肝。辨认紧邻下腔静脉左缘的尾状叶，在右半肝辨认由后外汇入下腔静脉的肝右静脉，此静脉与下腔静脉右缘的连线为右叶间裂，将右半肝分为右前叶与右后叶。

观察胸壁后部，可见第 10 胸椎及其后面的竖脊肌、斜方肌，斜方肌外侧有背阔肌与前锯肌；椎体两侧有第 10 肋的肋头及肋头关节、肋横突关节。观察胸壁前部，辨认胸骨体下端与第 6、7 肋软骨，由前向后辨认第 5 ~ 9 肋骨。

2.第 2 横断层　平第 10 ~ 11 胸椎椎间盘。

（1）胸壁　经第 10 ~ 11 胸椎椎间盘，前部显示胸骨剑突与第 5 ~ 7 肋软骨。

（2）胸腔　肺断面变得很小，心、食管已消失。胸主动脉、奇静脉、半奇静脉、胸导管等结构同上。

（3）腹腔 肝、胃断面增大。辨认脊柱前方偏右的下腔静脉和开口于下腔静脉右侧壁的肝右静脉，在肝的断面中部有由前外斜向后内的肝中静脉，在下腔静脉前方有肝左静脉，以肝中静脉与下腔静脉左缘连线划分左、右半肝。在左半肝辨认尾状叶，该叶左侧有静脉韧带裂，在左半肝断面前缘辨认肝圆韧带裂，该裂与腹前壁之间有镰状韧带相连。以肝镰状韧带与静脉韧带裂的连线为左叶间裂，划分肝左内叶与左外叶。观察胃，其右侧缘明显突向右侧的部分为贲门。

3. 第 3 横断层 平第 11 胸椎体。

（1）胸腔 肺已消失，显示肋膈隐窝。胸主动脉、奇静脉、胸导管等结构同上。

（2）腹腔 主要显示肝与胃，各占腹腔断面的一半。肝的断面主要观察下腔静脉、肝左静脉、肝右静脉、肝中静脉、静脉韧带裂与肝圆韧带裂。在下腔静脉右后方处辨认右肾上腺。观察胃体。

4. 第 4 横断层（第一肝门层面） 平第 12 胸椎体。

胸壁显示第 12 胸椎和第 7 ～ 12 肋，出现腹直肌。膈与脊柱之间仍见胸主动脉的断面。

腹腔内主要显示肝、胃、脾与右肾上腺。确认下腔静脉，在其前方找出呈"U"字形的肝门静脉及其左、右支，左支进入肝圆韧带裂，为矢状部。在"U"字形前方辨认肝中静脉，以此划分左、右半肝。在右半肝内，肝门静脉右支后方有肝右静脉，以此划分右前叶与右后叶。在左半肝内，以肝门静脉左支之矢状部为标志，划分左内叶与左外叶。下腔静脉与静脉韧带裂之间为尾状叶。

5. 第 5 横断层 平第 12 胸椎与第 1 腰椎间的椎间盘。出现胆囊、胰、十二指肠、肾等器官。

肝的断面已明显缩小。在下腔静脉右前方辨认胆囊，从胆囊窝中点至下腔静脉左缘连线为肝正中裂，划分左、右半肝。辨认肝右静脉，划分肝右前、后叶；辨认肝圆韧带裂，划分左内叶、外叶，左外叶几乎消失。

胃位于断层前部右侧，在胃、胆囊之间辨认十二指肠上部、降部。胃后方长条形器官为胰，大部为胰体；观察横行于胰体后面的脾静脉。辨认位于下腔静脉前面的肝门静脉，在肝门静脉右侧辨认胆总管。

肾位于脊柱两侧，紧贴在腹后壁上。右肾左前方邻下腔静脉，左肾前面有脾静脉横过。在脊柱前外侧辨认左、右膈脚，两膈脚之间有腹主动脉，此处为膈的主动脉裂孔。肾与膈脚之间有肾上腺。

脾位于左肾外侧，呈新月形，内侧面与胰毗邻。

6. 第 6 横断层 平第 1 腰椎体。

（1）前部 可见横位的胃与其右侧的胆囊，辨认胃的幽门及幽门括约肌。

（2）中部 右侧为肝，左侧为脾，二者之间为十二指肠降部与胰。肝仅剩右半肝下份，脾亦缩小，十二指肠降部位于肝与胰头之间，胰腺横列于胃体后面。观察胰头形成的钩突及钩突前方的肠系膜上动、静脉，肠系膜上动脉左侧为十二指肠空肠曲。

（3）后部 主要为左、右肾，两肾内侧缘有肾上腺的断面。在膈脚前方，右侧有下腔静脉及左、右肾静脉，左侧有腹主动脉及左、右肾动脉。

观察腹前壁的腹直肌、三层扁肌，腹后壁的腰大肌、腰方肌。椎管内显示脊髓圆锥和马尾。

7.第7横断层　平第2腰椎体。脾断面消失，结肠左曲与右曲出现。

腰椎位置前移，脊髓已消失。腹主动脉和下腔静脉并列于腰椎椎体前方，椎体两侧分别有左、右肾贴于腰大肌、腰方肌前方，可见有肾血管出入肾门。

腹腔前部中份为胃体，两侧分别为结肠左曲、右曲。腹腔中部右侧仍为肝右叶，呈三角形；左侧为降结肠。在肝与降结肠之间依次有十二指肠降部、胰头的钩突及空肠。在钩突前有肠系膜上动、静脉，脾静脉横过肠系膜上动脉的前方。

8.第8横断层　平第2～3腰椎椎间盘。

显示器官及其配布与上一断层基本相同。胰腺已消失，横结肠出现。在两侧腰大肌与肾的内侧缘间注意观察输尿管。

9.第9横断层　平第3腰椎体。

肝、肾消失，腹腔内器官仅见输尿管、胃及肠管。观察前部的横结肠、胃，在它们后方左、右侧分别为降结肠与升结肠。升、降结肠之间，可见空、回肠的肠曲，其中左侧半多为空肠，右侧半则多为回肠。观察椎体前方的腹主动脉与下腔静脉，在下腔静脉右前方可见十二指肠水平部，前方为肠系膜根，观察肠系膜与小肠的关系及系膜内的血管、淋巴结。在腰大肌前缘前方辨认输尿管。

10.第10横断层　平第3～4腰椎椎间盘。

胃、十二指肠已消失，观察输尿管、结肠与空回肠。在脊柱前面仍可见腹主动脉与下腔静脉，在腹主动脉左侧寻认肠系膜下动脉。

11.第11横断层　平第4腰椎体。

椎体几乎位于断层中央。腹腔内结构与上一断层基本相同，但腹主动脉已分为左、右髂总动脉。

12.第12横断层　平第4～5腰椎椎间盘。

椎间盘位于断层的中央。显示两侧髂嵴，乙状结肠出现，下腔静脉已消失，出现左、右髂总静脉。其余结构同上一断层。

13.第13横断层　平第5腰椎椎体上部。

显示第4、5腰椎之间的关节突关节。观察髂窝及窝内的髂肌，髂骨翼背面有臀中肌起始部。左髂总动脉已经分为左髂内、外动脉。其余结构同上一断层。

14.第14横断层　平第5腰椎体下部。右髂窝内可见盲肠和阑尾的断面。

15.第15横断层　平第5腰椎与骶骨之间的椎间盘。

右髂总动脉也分为髂内、外动脉，臀中肌浅面可见臀大肌。

【实验测试】

测试考核要点：辨认经第二肝门，肝门静脉左、右支，第一肝门，肝右叶、胆囊、胰体，肝右叶、胆囊、胰颈，肝右叶下部、肾门横断层的主要结构。

【复习思考】

1.名词解释：Glisson 系统；第二肝门；肾前间隙。

2.在横断层上如何确定肝的正中裂和左叶间裂？

3.试述腹主动脉、上腔静脉、肠系膜上动脉在断层上的表现。

4.试述库氏肝段划分法。

5.如何区分肝蒂内的主要结构?

实验五 盆部、脊柱区和四肢断层解剖

【实验目的】

1.掌握 脊柱区颈段、胸段、腰骶段椎体、棘突、椎管及脊髓在横断层上的特点。

2.熟悉 盆部各脏器的位置和形态,四肢大关节的主要结构。

【实验教具】

1.局部解剖标本,男、女性盆部及会阴正中矢状切面标本,盆腔器官游离标本,四肢六大关节,盆部、四肢横断层标本。

2.盆部、脊柱区和四肢的断层解剖视频、图谱,CT、MRI 片,前列腺、子宫、卵巢的超声图像。

【注意事项】

结合教材内容,对照局部解剖标本、盆腔器官游离标本,分组进行断层标本的观察。

【实验步骤与内容】

一、大体解剖观察

1.观察盆腔器官的配布及其毗邻,重点观察前列腺、子宫、卵巢、直肠和膀胱的位置和形态。

2.观察脊柱区的基本结构。

3.观察四肢六大关节的主要结构。

二、盆部横断层的观察

盆部横断层从骶岬开始,以 1cm 层厚向下切割至坐骨结节下方,女性一般有 14 个断层,男性有 18 个断层。每一断层均从下面向上观察。

1.**女性盆部的横断层**

(1)第 1 横断层 平第 1 骶椎上份。主要观察第 1 骶椎椎体、骶岬、骶管、骶髂关节、髂内动脉、髂外动脉、髂总静脉、盲肠、阑尾、乙状结肠和输尿管等。

(2)第 2 横断层 平第 1 骶椎下份。主要观察骶前孔、髂内外静脉、髂内动脉和臀大肌等。

(3)第 3 横断层 平第 2 骶椎体。主要观察卵巢和髂内外血管等。

(4)第 4 横断层 平第 3 骶椎体。主要观察髂内外血管、臀上血管、梨状肌和乙状结肠等。

(5)第 5 横断层 平第 4 骶椎体。主要观察髂内外血管、坐骨大孔、梨状肌、乙状结肠等。

（6）第6横断层　平第5骶椎体。主要观察髂骨体、坐骨大孔、闭孔内肌、闭孔血管与神经、输尿管、膀胱尖、乙状结肠、直肠和子宫底等。

（7）第7横断层　平骶尾联合。主要观察髋关节、坐骨神经、髂外动脉、臀下血管、膀胱、子宫体、直肠、乙状结肠和输尿管等。

（8）第8横断层　平第1尾椎体。主要观察膀胱、子宫颈、坐骨神经和股动脉等。

（9）第9横断层　平尾骨下端。主要观察直肠、肛提肌、坐骨肛门窝、膀胱、阴道、子宫颈阴部道、直肠和髋关节等。

（10）第10横断层　平股骨大转子。主要观察直肠、肛提肌、膀胱、阴道、直肠和股骨大转子等。

（11）第11横断层　平耻骨联合上部。主要观察闭孔、尿道、阴道、直肠和股骨等。

（12）第12横断层　平耻骨联合下部。主要观察尿道、阴道、直肠与股骨等。

（13）第13横断层　平坐骨结节下部。主要观察阴蒂、大阴唇、坐骨结节、尿道、阴道和肛管等。

（14）第14横断层　平股骨小转子。主要观察阴蒂、大阴唇和肛门等。

2. 男性盆部的横断层　男性盆部髋关节以上的结构及髋关节以下的断层外侧部的结构与女性断层基本相同，故选择男性盆部横断层的8个断层，观察其中间部的结构即可。

（1）第1横断层　平第1尾椎，相当于女性盆部的第8横断层。主要观察膀胱、乙状结肠、直肠、回肠、输尿管和输精管等。

（2）第2横断层　平第2尾椎体。主要观察膀胱、乙状结肠、直肠、回肠、输尿管和输精管等。

（3）第3横断层　平尾骨下部。主要观察腹股沟管、精索、膀胱、直肠和输精管壶腹等。

（4）第4横断层　平股骨颈上部，相当于女性的第10横断层。主要观察膀胱、直肠、输精管壶腹、精囊和肛提肌等。

（5）第5横断层　平股骨颈下部。主要观察闭孔、膀胱、输精管壶腹、精囊和肛提肌等。

（6）第6横断层　平耻骨联合上部。主要观察闭孔、前列腺、尿道和直肠等。

（7）第7横断层　平耻骨联合下部。主要观察坐骨结节、前列腺、尿道和直肠等。

（8）第8横断层　平坐骨结节下方。主要观察阴茎、阴囊、尿道球、尿道和肛管等。

三、脊柱区断层的观察

1. 脊柱区颈段

（1）横断层　第1颈椎无椎体，仅有两个侧块与前弓、后弓；第2颈椎有一向上的齿突。其余颈椎形态结构大致相似，椎体较小，横断面呈椭圆形。第3～7颈椎体上面侧缘均有向上的椎体钩，在第2～6颈椎体下面相对应的部位则有斜坡样唇缘。椎体钩与唇缘相接即构成钩椎关节，其后方为脊髓及其被膜、椎内静脉前丛；后外侧构成椎间孔前壁，邻近脊神经；外侧邻近椎动、静脉与交感神经丛。观察切经椎体上部的横断面，可见椎弓根同矢状面大致成 45°角。椎弓发出的上、下关节突，其关节面接近水平位，注意上关节面朝向后上方，下关节面朝向前下方。观察横突，上有横突孔，有椎动、静脉通过。

观察椎管，大致为三角形，其内容为脊髓及其被膜与脊神经根、椎内静脉丛、脂肪等。其中脊髓椭圆形硬脊膜很清晰，其与椎管管壁间为硬膜外隙，内有椎内静脉与脂肪。硬脊膜同脊髓之间为蛛网膜下隙，其前后径与脊髓前后径的比例为 2：1。

椎间孔位于相邻椎弓根之间，从后内向前外，与冠状面成 45°角，有相应颈神经向前下外穿出。

（2）矢状断层

①正中矢状断层：辨认第 2～7 颈椎的椎体及椎间盘。第 2 颈椎向上突出齿突，断层上可见齿突同寰椎前弓后面及寰椎横韧带形成的寰枢正中关节。观察椎管，后纵韧带参与构成椎管前壁，椎管后壁由椎弓板及黄韧带构成，观察管内的脊髓及脊髓的被膜与被膜间隙。在椎管后方，观察各椎骨的棘突与棘间韧带、项韧带。

②旁正中矢状断层：可见椎体、椎间盘、椎体钩共同构成椎间孔的前壁，相邻椎弓根的椎上切迹、椎下切迹分别构成椎间孔的上、下壁，上、下椎骨的下、上关节突构成关节突关节，此关节构成椎间孔后壁。

2. 脊柱区胸段

（1）横断层　椎体呈心形，相邻椎体的肋凹与肋头形成肋头关节，横突肋凹与肋结节构成肋横突关节。关节突关节面近冠状位，上关节面朝向后方，下关节面朝向前方。椎管近圆形，管内的脊髓断面较小，呈圆形。椎间孔前壁为椎体与椎间盘后外缘，后壁为关节突关节，前外侧有下位椎骨的肋颈与肋椎关节。通过椎间孔的胸神经从相同序数胸椎下方的椎间孔穿出。

（2）矢状断层

①正中矢状断层：椎体从上向下逐渐增大，椎体前薄后厚，与椎间盘构成胸曲；椎体后部见椎体静脉。棘突较长，向后下明显倾斜，呈叠瓦状。椎管内可见脊髓的腰骶膨大，下续为脊髓圆锥。

②旁正中矢状断层：可见椎体与椎间盘外侧份的断面，其后缘构成椎间孔前壁，关节突关节构成椎间孔后壁。椎间孔上下径较大，前后径较小，胸神经经孔上部穿出椎管。

3. 脊柱区腰骶段

（1）横断层　椎体明显增大，呈肾形。椎体中部有椎体静脉。关节突关节面近矢状位（上位的与矢状面约成 45°角），上关节突位于前外方，下关节突位于后内方。第 1、2 腰椎的椎管近圆形或椭圆形，第 3、4 腰椎的椎管呈三角形，第 5 腰椎的椎管呈三叶形。注意椎管的侧隐窝位于椎体后外侧部、椎弓根内面与上关节突、黄韧带之间，腰神经根经此出椎间孔。观察椎管内容物，脊髓下端平第 1 腰椎下缘，第 1 腰椎以下仅有终丝与马尾。

观察骶骨横断面，前部是椎体，后方为骶管，骶管后方为椎弓板、关节突关节融合形成的骶管后壁。在第 1～3 骶椎高度，骶骨侧部的耳状面同髋骨构成骶髂关节。骶管经骶前孔、骶后孔通向骶骨前面与后面；骶骨背面可见 5 条纵嵴，即棘突融合形成的骶正中嵴，其外侧是关节突融合形成的骶内侧嵴，再外侧是横突融合形成的骶外侧嵴，骶内、外侧嵴间有骶后孔开口。骶管两侧是侧隐窝，内有第 1 骶神经根。

（2）矢状断层

①正中矢状断层：椎体大，呈方形，后部有椎体静脉。椎间盘向下增厚，且前厚后薄。棘突呈长方形板状，水平后伸。骶骨与尾骨分别由骶椎、尾椎融合形成，骶管后壁完整者约为53%。第1腰椎处的椎管内有脊髓圆锥，第1腰椎以下椎管内仅有马尾与终丝。

②旁正中央断层：与胸段脊柱基本相同。

四、四肢部分断层的观察

1. 经肱尺关节的横断层　平肱骨内、外上髁，显露肱尺关节。

辨认肱骨，观察肱肌、肱桡肌、桡侧腕伸肌、旋前圆肌、肱二头肌腱与腱膜，桡侧腕长伸肌后方出现桡侧腕短伸肌。肱二头肌腱外侧可见桡神经与桡侧返血管。旋前圆肌、肱桡肌之间为肘窝，肱肌为此窝的底，辨认窝内的前臂外侧皮神经、肱动脉、肱静脉与正中神经；浅筋膜内可见头静脉、贵要静脉和肘正中静脉等。在肱骨后面辨认尺骨鹰嘴、肱尺关节的关节腔、肱三头肌腱与肘肌。观察肱骨内上髁后方的尺神经。

2. 经桡尺近侧关节的横断层　辨认尺骨鹰嘴的断层及其外侧的桡骨头，观察二者之间的关节腔及环绕桡骨头的桡骨环状韧带与关节囊。在肘关节囊前面辨认肱肌、肱桡肌与桡侧腕伸肌、旋前圆肌，其配布情况同上一断层。观察肘窝，内有肱二头肌腱、肱动脉、肱静脉与正中神经，肌腱外侧可见桡神经与桡侧返血管。观察附于鹰嘴表面的肱三头肌腱。在尺骨鹰嘴内侧面辨认指深屈肌的起始部，在桡骨头前面辨认旋后肌的止端。在尺侧腕屈肌与尺骨之间辨认尺神经与伴行血管。

3. 膝关节的正中矢状断层　辨认股骨下端的髁间窝与胫骨上端的髁间隆起，观察连于髁间隆起前方与股骨之间的前交叉韧带，髁间隆起后方有后交叉韧带。髌骨上连股四头肌腱，肌腱深面可见髌上囊；在髌骨下方观察髌韧带及二者后方的翼状襞。观察股骨前面的股直肌、股中间肌，股骨后方的股内侧肌、大收肌、半膜肌、半腱肌，胫骨后面的腘肌、胫骨后肌及腓肠肌、比目鱼肌。辨认腘动、静脉及胫后动、静脉。

4. 左膝关节第5冠状断层（经股骨内、外侧髁中1/5）　股骨、胫骨的内、外侧髁显示清晰，股骨内、外侧髁之间为髁间窝，胫骨内、外侧髁之间为髁间隆起。髁间窝与髁间隆起间可见前、后交叉韧带。靠近内、外侧髁边缘处，可见内、外侧半月板。在股内侧肌内侧出现缝匠肌，胫骨外侧髁外下方出现胫骨后肌，缝匠肌腱与股薄肌腱消失；关节囊外侧可见膝下外侧血管。

【实验测试】

测试考核要点：在横断层、正中矢状断层上辨认脊柱区颈段、胸段、腰骶段椎体、棘突、椎管及脊髓。

【复习思考】

1. 名词解释：椎间管；侧隐窝（神经根管）；硬脊膜囊。
2. 在男、女性盆部横断层上，中间部的结构有何差异？
3. 试述脊柱区颈段、胸段、腰骶段椎骨、椎管、椎间盘的特点。
4. 何谓钩椎关节？试述其毗邻关系及临床意义。